Peter Kern

Krebs bekämpfen mit Vitamin B17

Vorbeugen und heilen mit
Nitrilen aus Aprikosenkernen

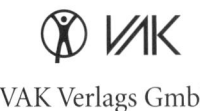

VAK Verlags GmbH
Kirchzarten bei Freiburg

Vorbemerkung des Verlags

Dieses Buch dient lediglich der Information über Methoden der Gesundheitsvorsorge und Selbsthilfe. Wer die in diesem Buch beschriebene Methode anwendet, tut dies immer in eigener Verantwortung. Autor und Verlag beabsichtigen keinesfalls, Diagnosen zu stellen oder Therapieempfehlungen zu geben. Die hier beschriebenen Verfahren sind nicht als Ersatz für professionelle medizinische Behandlung bei Krebs oder anderen gesundheitlichen Beschwerden zu verstehen. Krebserkrankungen bedürfen immer einer professionellen Behandlung.

Bibliografische Information der Deutschen Bibliothek

Die Deutsche Bibliothek verzeichnet diese Publikation in der Deutschen Nationalbibliografie; detaillierte bibliografische Daten sind im Internet über http://dnb.ddb.de abrufbar.

VAK Verlags GmbH
Eschbachstraße 5
79199 Kirchzarten
Deutschland
www.vakverlag.de

© VAK Verlags GmbH, Kirchzarten bei Freiburg 2008
Lektorat: Nadine Weber, VAK
Coverfoto: volff © www.fotolia.de
Umschlaggestaltung: Karl-Heinz Mundinger, VAK
Layout: Karl-Heinz Mundinger, VAK
Bildmaterial: Quellen siehe einzelne Abbildungen
Druck und Bindung: CPI – Clausen & Bosse, Leck
Printed in Germany

ISBN: 978-3-86731-038-3

Inhaltsverzeichnis

Anhang

Einleitung

Der Auslöser für die Suche nach einer möglichst effektiven, nebenwirkungsfreien und natürlichen Krebstherapie war für mich die Hautkrebserkrankung eines Familienmitglieds. Nachdem die durchgeführte konventionelle Behandlung keinen Erfolg zeigte, wurde ich um Rat gebeten. Nach Sichtung der verschiedenen naturheilkundlichen Therapieansätze kam ich zu dem Schluss, dass die einzige naturheilkundliche Behandlung, die einen fundierten Ansatz hat, die Therapie mit Vitamin B17 (Amygdalin) ist.

Auf meinen Rat hin wurde also mit dem Verzehr amygdalinhaltiger Samenkerne begonnen. Nach wenigen Tagen begannen die erkrankten Stellen sich zu verändern und nach wenigen Wochen war vom Hautkrebs nichts mehr zu sehen. Bis heute ist, bei fortgesetztem Verzehr amygdalinhaltiger Lebensmittel, kein Rezidiv aufgetreten.

Daraufhin begann ich selbst mit dem Verzehr amygdalinhaltiger Samenkerne. Auf dem Rücken habe ich ein Muttermal mit etwa 2,5 cm Durchmesser. Drei Tage nach Beginn der Amygdalinzufuhr spürte ich im Muttermal ein Kribbeln, das einige Tage anhielt und dann plötzlich wieder aufhörte. Nachdem ich mit dem täglichen Verzehr der amygdalinhaltigen Lebensmittel begonnen hatte, stellte ich fest, dass ich wesentlich länger in der Sonne bleiben konnte als zuvor, ohne einen Sonnenbrand zu bekommen. Inwieweit dies mit den geänderten Ernährungsgewohnheiten zusammenhängt, kann ich leider nicht sagen, mir ist jedoch der zeitliche Zusammenhang aufgefallen.

Pro Tag nehme ich etwa 10 bis 11 Gramm amygdalinhaltiger Samenkerne, nebst anderen amygdalin- und anthozyanhaltigen Lebensmitteln, zu mir. Je nach Amygdalingehalt der Kerne entspricht dies einer Menge von 440 bis 900 mg in einer

Einzeldosis pro Tag. Ich konnte bis heute keinerlei negative Auswirkungen feststellen.

Kaum ein anderes Mittel zur biologischen Krebstherapie hat so viele Kontroversen und sogar erbitterten Streit verursacht wie der Stoff, der unter den verschiedenen Bezeichnungen wie Laetrile, Vitamin B17 oder Amygdalin, bekannt geworden ist.

Die Auseinandersetzung erreichte ihren Höhepunkt in den 1960-er und 1970-er Jahren in den USA. (Mehr zu den damaligen Ereignissen findet sich in dem Buch des Journalisten Edward Griffin: *Eine Welt ohne Krebs*, Kopp Verlag 2005.) Amygdalin wurde infolge der von Griffin beschriebenen Geschehnisse nicht als Mittel zur Krebstherapie in den USA zugelassen. Mittlerweile haben sich die Wogen etwas geglättet, die ursprünglichen Fronten bestehen jedoch nach wie vor weiter.

In anderen Ländern wurde und wird *Laevo-mandelonitril-beta-glucuronosid*, so die genaue Bezeichnung, seit Jahrzehnten mit Erfolg eingesetzt und das, ohne ernsthafte Nebenwirkungen hervorzurufen. In Deutschland hat Prof. Dr. Hans Nieper mit Amygdalin gearbeitet, in Mexiko setzen die Drs. Contreras senior und junior in ihrer Klinik „Oasis of Hope" seit Jahrzehnten Amygdalin ein. Sie haben mittlerweile weit über 100.000 Patienten behandelt und verfügen über einen reichen Erfahrungsschatz.

Mittlerweile liegen englischsprachige wissenschaftliche Arbeiten neueren Datums vor, welche die Richtigkeit der von den Pionieren der Amygdalin-Therapie postulierten Thesen belegen beziehungsweise nahe legen.[1]

Leider wird in den Medien praktisch gar nicht über diese Arbeiten berichtet. Aus diesem Grund werde ich an geeigneter

---

[1] Acevedo, Tong, Hartsock: „Human Chorionic Gonadotropin-Beta Subunit Gene Expression in Cultured Human Fetal and Cancer cells of Different Types and Origin", in: *Cancer*, 1995, 76;

Acevedo, Hartsock: „Metastatic Phenotype Correlates with High Expression of Membrane-Associated Complete β-Human Chorionic Gonadotropin", in: *Cancer*, 1996, 78

Stelle auf diese Arbeiten hinweisen und auch daraus zitieren. Den wissenschaftlich interessierten Leser bitte ich um Verständnis, dass ich aus Gründen der Allgemeinverständlichkeit und der Lesbarkeit auf einen wissenschaftlichen Apparat verzichte. Die wichtigste von mir verwendete Literatur führe ich am Ende in einem Literaturverzeichnis auf. Die Quellenangaben, die im Kontext wichtig sind, führe ich sofort an, sodass die Quellen nachprüfbar sind.

Im meiner Praxis werde ich täglich mehrmals um Stellungnahme und Auskunft zu Vitamin B17 gebeten – und muss dabei feststellen, dass ein erschreckender Mangel an verlässlichen Informationen vorherrscht. Unwissen und Halbwahrheiten kursieren im Internet, die Verwirrung ist groß. Deshalb habe ich mich entschlossen, diesen Leitfaden und Ratgeber zu schreiben. Ich hoffe, so mehr Licht in das „Halbdunkel" bringen zu können, welches diesen Stoff leider noch immer umgibt.

Mit ist natürlich bewusst, dass dieses Buch nur ein Kompromiss zwischen den unterschiedlichen Ansprüchen von Fachleuten einerseits und Laien andererseits sein kann. Obwohl die weitaus meisten Leser sicherlich mehr oder minder medizinische Laien und deshalb auf verständliche und möglichst vollständige Informationen angewiesen sind, habe ich mich trotzdem dazu entschlossen, die teilweise recht komplizierten Zusammenhänge zu erläutern. Um es jedoch verständlich zu halten, habe ich mich bemüht, die Sachverhalte so gerafft wie möglich darzustellen.

Ich wünsche Ihnen viele neue Erkenntnisse beim Lesen.

Riedlingen, im November 2008
Peter Kern, Heilpraktiker

1. Kapitel: Die heutige Situation – ein Überblick

Die Anzahl der Krebsneuerkrankungen steigt unablässig an, nicht nur in Deutschland und in der Europäischen Union. Auch in den USA und sogar weltweit lässt sich dieses Phänomen seit vielen Jahrzehnten beobachten. Um die Aussagen der amtlichen Statistiken bezüglich der Sterberate (Mortalität) bzw. der Rate der geheilten Patienten besser verstehen zu können, ist folgende Erläuterung wichtig:

Die Zahl der Patienten, die innerhalb eines Zeitraums von fünf Jahren nach der Diagnose Krebs verstorben sind, ergibt die Sterberate (Mortalität). Diese Rate nimmt über die Jahrzehnte leicht ab, wobei keine Aussage getroffen wird, wie viele Patienten zu einem späteren Zeitpunkt versterben. Das bedeutet: In der Onkologie wird ein Patient dann als geheilt erfasst, wenn er mindestens fünf Jahre lang ohne Rückfall überlebt. Diese Definition von „geheilt" ist problematisch, weil viele der Rückfälle erst *nach Ablauf* dieser fünf Jahre erfolgen. Es fließen mithin viele Patienten in die Krebs-Erfolgsstatistik ein, die dann später doch daran versterben.

Innerhalb von zwei Jahren hat die Zahl der Krebsneuerkrankungen in Europa von 2,9 Millionen im Jahr 2004 auf 3,2 Millionen im Jahr 2006 zugenommen. Das ist ein Anstieg von 300.000 neuen Krebspatienten innerhalb eines relativ kurzen Zeitraums.

Die weltweite Situation stellt sich auch nicht besser dar, vor allem, wenn man sich die Prognosen der Weltgesundheitsorganisation (WHO) aus dem Jahr 2003 betrachtet. Danach ist von folgendem Szenario auszugehen: Allein im Jahr 2000 erkrankten weltweit mehr als 10 Millionen Menschen neu an Krebs und 6,2 Millionen Menschen starben daran. Das heißt, rund 12 Prozent aller globalen Todesfälle werden durch Krebs verursacht.

Im Durchschnitt sterben weltweit mehr Menschen an Krebs als durch HIV/AIDS, Tuberkulose und Malaria zusammen. Mittlerweile ist Krebs in den Industrienationen die zweithäufigste Todesursache und in den Entwicklungsländern inzwischen eine der drei häufigsten Todesursachen bei Erwachsenen.

Die WHO-Prognose für weltweite Krebsneuerkrankungen sagt für das Jahr 2020 schätzungsweise 15 Millionen Neuerkrankungen voraus, das bedeutet gegenüber der Zahl aus dem Jahr 2000 eine Steigerung um 50 Prozent. Bei all diesen Betrachtungen verschiedener Statistiken und Grafiken dürfen wir jedoch nicht vergessen, dass hinter jeder Zahl ein Einzelschicksal steht. Diese Zahlen sollen lediglich einen Überblick verschaffen und verdeutlichen, dass Krebserkrankungen ein immer weiter zunehmendes Problem sein werden.

Die konventionellen Behandlungsmethoden (Operationen, Chemo-, Strahlen- und Hormontherapie) möchte ich hier nicht näher beleuchten. Hierzu finden Interessierte Informationen in reichlichem Maß in der Literatur und bei verschiedenen Institutionen.

Der Leitsatz der Alten Ärzte, wie Galenus von Pergamon und Paracelsus, war: *Primum nil nocere* – zuerst einmal nicht schaden. Dieser Anspruch ist nicht so leicht zu erfüllen, wie es auf den ersten Blick scheinen mag. Zurückzuführen ist dies unter anderem auf den jeweiligen Standpunkt des Therapeuten und soll deshalb hier kurz erläutert werden (denn eine Klärung der unterschiedlichen Standpunkte in puncto Krebstherapie ist für das Verständnis dieses Buches von entscheidender Bedeutung):

Die Naturheilkunde versteht unter Krebs etwas anderes als die Schulmedizin. Deshalb entstehen auch ständig Missverständnisse, da beide Seiten im Grunde aneinander vorbeireden. Aus Sicht der Naturheilkunde ist der Tumor (lateinisch: Schwellung), die Krebsgeschwulst, keine Erkrankung an sich, sondern „lediglich" ein Symptom eines den gesamten

Menschen umfassenden, systemischen Geschehens. Deshalb setzen die naturheilkundlichen Behandlungsmethoden auf einer ganz anderen Basis an, als dies vonseiten der Schulmedizin geschieht.

Die Schulmedizin dagegen sieht im Tumor an sich das Grundübel und versucht deshalb mit den verschiedensten Methoden diesen Tumor zu bekämpfen. Von diesem Blickwinkel aus betrachtet, ist das Vorgehen der Schulmedizin in sich durchaus schlüssig und nur vernünftig. Vereinfacht könnte man sagen: Das Motto „Tumor weg = geheilt" erschließt das Verständnis für die teilweise radikale Vorgehensweise der Schulmedizin. Deshalb ist es genau genommen auch gar nicht möglich, die Therapiemethoden der jeweils anderen Seite fair und neutral zu beurteilen, da man sich auf keiner gemeinsamen Diskussionsgrundlage befindet.

Meine persönliche Meinung ist Folgende: Eine Therapiemethode, die sich über eine lange Zeit am Markt halten kann, muss einen gewissen dauerhaften Erfolg haben – sonst würde sie vom Markt verschwinden, wie dies auch bei den verschiedensten Produkten geschieht, die sich nicht am Markt durchsetzen können. Anstatt auch im therapeutischen Bereich eine gewisse Toleranz anderen Behandlungsmethoden gegenüber zu üben, werden vielmehr – wiederum von beiden Seiten – Untersuchungen, Studien und Statistiken ins Feld geführt, immer mit dem Ziel, die andere Seite auszuhebeln, die eigene Position zu zementieren und am Ende Recht zu behalten.

Dieser Weg der Konfrontation soll hier ganz bewusst nicht eingeschlagen werden. Einer meiner Brüder ist Facharzt für Allgemeinmedizin und Sie dürfen mir glauben, auch wir haben Diskussionen geführt. Letztendlich geht es uns beiden aber um das Wohl der Patienten, wir haben gelernt, die jeweils anderen Wege, um dieses Wohl zu erreichen, zu akzeptieren und kamen so zu einem fruchtbaren Austausch von Ansichten und Erfahrungen.

Wie bereits am Anfang des Kapitels erwähnt, ist die persönliche Überzeugung des Einzelnen letztendlich der entscheidende Punkt. Wer der Meinung ist, dass die Bekämpfung des Tumors mit allen Mitteln der richtige Weg ist, und wer der Meinung ist, dass die erfolgreiche Entfernung des Tumors mit einer Heilung gleichzusetzen ist, der wird sich folgerichtig für den Behandlungsweg der Schulmedizin entscheiden.

Wer zur Erkenntnis gelangt, dass die Ansicht der Naturheilkunde die richtige ist, dass Krebs eine systemische Erkrankung ist und dass der Tumor ein Symptom dieser Erkrankung darstellt, der wird sich für die Behandlungsverfahren der Naturheilkunde entscheiden.

Wer die beiden Therapieansätze miteinander zu kombinieren versucht, muss oft einen etwas schwierigen Weg gehen, der aus meiner Sicht jedoch die Chancen der Patienten auf Heilung deutlich verbessern kann. Sicher ist der Aufwand sowohl in zeitlicher als auch in finanzieller Hinsicht höher, doch die Erfahrung zeigt, dass diese Kombination oft der Königsweg für den Patienten sein kann, besonders dann, wenn Arzt und Heilpraktiker sich gegenseitig informieren und Hand in Hand zum Wohl des Patienten arbeiten. Einen Beitrag für Ihre persönliche Entscheidungsfindung erhalten Sie in den folgenden Kapiteln. Ich hoffe, Sie können dann für sich ein fundiertes Fazit ziehen.

Meine persönliche Überzeugung, dass Krebs eine systemische Erkrankung ist, hängt sicher mit meinem Beruf zusammen. Auslöser für die Beschäftigung mit der Frage nach einer alternativen, biologischen Krebstherapie war, wie bereits erwähnt, eine Hautkrebserkrankung in der Familie. Trotz andauernder konventioneller Therapie kam es ständig zu Rezidiven. Ich fragte mich: Warum treten Rezidive bei Krebs früher oder später beinahe immer auf? Was ist der zugrunde liegende Mechanismus?

Diese Frage wird durch die Forschungsarbeiten von Pionieren wie Prof. Beard, die beiden Drs. Krebs senior und junior und zahlreichen andere schlüssig erklärt, in der Praxis verifiziert und über Jahrzehnte erfolgreich eingesetzt. Mittlerweile ist die Richtigkeit der grundlegenden Arbeiten von Prof. Beard auch durch neue wissenschaftliche Forschungen bestätigt und die Ergebnisse dieser Arbeiten wurden im renommierten internationalen wissenschaftlichen Fachmagazin *Cancer*, herausgegeben von der *American Cancer Society*, veröffentlicht.

Auf Basis dieser einleuchtenden Lehre über die Krebsentstehung und Behandlung habe ich nicht nur die Behandlung des Hautkrebses durchgeführt, sondern auch die noch immer andauernde Vorbeugung wird entsprechend gehandhabt – und bis heute kam es zu keinem Rückfall.

Wie so oft in den Praxen naturheilkundlich tätiger Therapeuten, seien es Ärzte oder Heilpraktiker, ist also die persönliche Betroffenheit Auslöser für die Beschäftigung mit einer bestimmten Materie. Meine ganz persönliche Meinung ist:

Die schulmedizinische Behandlung kann Leben retten, und deshalb wäre es töricht, diese Art der Behandlung generell abzulehnen. Unbestritten ist jedoch auch die breite Palette der Nebenwirkungen und Folgeprobleme. Die Abwägung, welche Art der Behandlung durchgeführt werden muss, hängt von zu vielen, individuell unterschiedlichen Faktoren ab, als dass im Rahmen eines Buches wie diesem eine Entscheidungsempfehlung ausgesprochen werden könnte.

Die wichtigste Hilfe für den Patienten ist meines Erachtens eine sachliche, nüchterne Aufklärung ohne Zeitdruck über die Erkrankung und die Behandlungsmöglichkeiten, auch über die Chancen und Grenzen einer biologischen Behandlung mit Vitamin B17. Die freie Entscheidung, die der Patient aufgrund dieser Aufklärung dann letztendlich selbst treffen muss, ist dann eine gute Grundlage für die therapeutische Zusammenarbeit von Patient und Behandler. Hierzu möchte ich ein Zitat nennen, dessen Urheber mir leider unbekannt ist; die Aussage ist jedoch sehr treffend und gibt auch völlig meine eigene Meinung wieder:

„Ich persönlich gebe aus den vorgenannten Gründen einer Behandlung mit Vitamin B17 den Vorzug, solange die Erkrankung nicht zu weit fortgeschritten ist und es dringend einschneidender Maßnahmen bedarf, um die akute Situation zu beherrschen. Auf jeden Fall ist die parallele Behandlung begleitend zur konventionellen Medizin ohne Probleme möglich, sodass eigentlich eine optimale Behandlung der Patienten in jeder Phase möglich sein sollte."

Ich möchte hier noch eine interessante Meldung einfügen, die etwas Licht auf die Frage wirft, wie sich die Patienten denn am liebsten entscheiden würden. Nach einer EMNID-Umfrage aus dem Jahr 1996 wünschen 91 Prozent der Bevölkerung sowohl Fortschritte in der konventionellen Medizin und gleichzeitig wünschen sich 89 Prozent eine Förderung alternativer Behandlungsmethoden. 84 Prozent der Deutschen sind an Naturheilverfahren interessiert, 61 Prozent sind der Meinung, dass die alternativen Heilverfahren die bessere Alternative zur Schulmedizin sein können.

Das Institut für Demoskopie in Allensbach kommt zu einem ähnlichen Ergebnis: Eine repräsentative Langzeitstudie, die seit 1970 läuft und zuletzt im April 2005 aktualisiert wurde, stellt fest, dass immer mehr Menschen zu Naturheilmitteln greifen: 1970 taten dies nur 52 Prozent der Bevölkerung, heute benutzen im Krankheitsfall 73 Prozent Naturheilmittel. Die Zuwendung zu Naturheilmitteln und Naturheilverfahren ist im Laufe des demoskopisch beobachteten Zeitraumes besonders bei jüngeren Menschen und bei Frauen gewachsen.

Was ist Krebs?

2. Kapitel: Verschiedene Thesen und Theorien im Lauf der Geschichte

Heiler und Ärzte versuchen seit Jahrhunderten, Krebs zu verstehen und zu behandeln. Sowohl die Theorien zur Krebsentstehung wie auch die angewandten Therapien haben sich im Lauf der Zeit gewandelt. Die meisten unter uns betrachten die Erkenntnisse und Therapiemethoden aus früheren Zeiten heute nur mit einem mitleidigen Lächeln, weil sie der Meinung sind, unsere Vorfahren seien ungebildete Leute gewesen, deren Erkenntnisse im Licht der heutigen „exakten" Forschungen als kindisch und unwissenschaftlich zu bewerten sind.

Ob diese Art der Einschätzung so richtig ist, sei dahingestellt. Wir sollten jedoch bedenken, dass vielleicht in einigen Jahrzehnten oder Jahrhunderten über unsere heutigen „wissenschaftlichen" Erkenntnisse möglicherweise ebenso gelächelt werden wird.

Ein kurzer Abriss über die Entwicklung der verschiedenen Theorien zur Krebsentstehung soll Ihnen einen Überblick ermöglichen:

Alte Aufzeichnungen aus Ägypten, Mesopotamien oder Indien offenbaren ein erstaunliches Wissen über Krebs. Schon im altägyptischen Papyrus „Ebers" wird zwischen verschiedenen Krebsarten wie Brust- und Blasenkrebs unterschieden und im Papyrus „Kahoun" werden exakt die Symptome eines Gebärmutterkrebses aufgezählt.

Im Papyrus „Ebers" heißt es: „(...) Es ist ein Tumor des Gottes Xensu. Lege nicht Hand gegen ihn an (...)." Der Tumor war so genau beschrieben, dass heutige Ärzte einen speziellen Hauttumor, ein Kaposisarkom, in ihm vermuten. Es war also bereits damals bekannt, dass unbehandelte Tumoren dem Patienten manchmal ein längres Leben bescheren konnten als eine ausgiebige medizinische Behandlung.

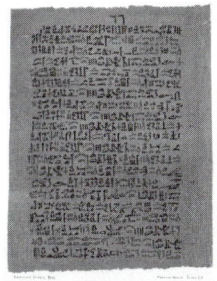

Krebs wurde also zuerst einmal als eine von den Göttern gesandte Krankheit betrachtet. Die Ärzte im alten Ägypten wussten jedoch durchaus auch um andere Ursachen. Die Ursache von Blasenkrebs waren Ihrer Ansicht nach Würmer – die Erreger

Papyrus Ebers (Abschrift); Quelle: Wikipedia, copyright free

der Bilharziose, zwei Zentimeter lange Saugwürmer (Schistosoma haematobium), können diese Krankheit auslösen.

Griechen und Römer waren der Ansicht, ein Ungleichgewicht der Körpersäfte sei die Ursache der Krebserkrankungen. Diese Lehre wird Humoralpathologie genannt. Für den Griechen Hippokrates (460-370 v. Chr.) war Krebs die Folge einer falschen „diaita", also einer falschen Lebensweise und Ernährung.

Nach Auffassung des Römers Galenus (129-199 n. Chr.), der neben Hippokrates als ein Vater der modernen Medizin gilt, entstand Krebs durch ein fehlendes Gleichgewicht zwischen den Säften „Blut" und „schwarze Galle".

Die Humoralpathologie war die theoretische Grundlage der damaligen Medizin. Man könnte sie auch als vereinfachte Vorgängerlehre unserer heutigen Ansichten über den Stoffwechsel betrachten. Krebs und verschiedene andere Krankheiten wurden in diesem Sinne als Stoffwechselkrankheiten angesehen und als solche behandelt.

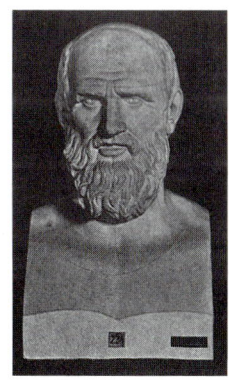

Hippokrates; Quelle: Wikipedia, public domain

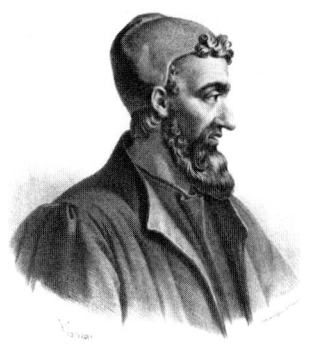

Galenus von Pergamon;
Quelle: Wikipedia, copyright free

Im späten Mittelalter erweiterte Paracelsus (1493-1541) die antike Humoralpathologie. Er vertrat die These, dass im Körper ständig chemische Reaktionen ablaufen und dass dabei Salze, Schwefel und Quecksilber die Grundelemente des Lebens bilden, die untereinander immer in einem Gleichgewicht sein müssen. Erhalten die Salze seiner Meinung nach durch krankhafte Vorgänge einen „arsenigen" Charakter, dann beginnen sie sich durch den Körper zu fressen und hinterlassen Krebsgeschwülste.

Auch hier zeigt sich die Grundanschauung eines aus dem Lot gebrachten Gleichgewichts verschiedener „Grundelemente", wie auch immer sie von Paracelsus damals genannt wurden. Dies ist bis heute die Grundlage unserer Arbeit als naturheilkundlich tätige Therapeuten – dass dies auch so seine Richtigkeit hat, wird im Folgenden aufgezeigt werden.

Für den Holländer Nicolaes Tulp, den Rembrandt in einem berühmten Gemälde verewigte, war Krebs sogar eine ansteckende Krankheit, eine These, die Angehörige von Krebspatienten lange Zeit und sogar bis in das 20. Jahrhundert hinein, verunsicherte.

Bis ins 18. Jahrhundert beherrschte weiterhin die Humoralpathologie auch die Vorstellungen zur Krebsentstehung. In England wurde die These aufgestellt, dass sich Krebs aus aufgestauter Lymphflüssigkeit entwickeln würde.

1774 gewann der französische Chirurg Bernard Peyrilhe den Preis der medizinischen Gesellschaften in Paris und Lyon. Er hatte Krebsgewebe eines Menschen in einen Hund transplantiert und damit die experimentelle Krebsforschung begründet. Das Transplantat wurde zwar einige Zeit später abgestoßen, jedoch gelang ihm so der Nachweis, dass sich Krebs in Geweben und nicht aus Körpersäften entwickelt. Ein weiterer Durchbruch gelang dem Franzosen Marie-François-Xavier Bichat (1771-1802). Krebs war für Bichat nichts anderes als eine missglückte Bildung von Geweben. Ohne die Hilfe eines Mikroskops konnte er bereits

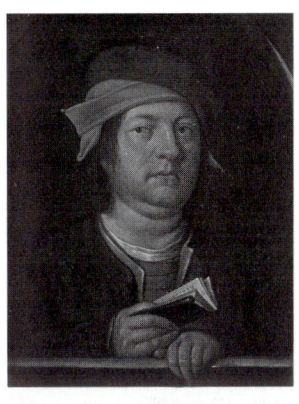

Theophrastus Bombast von Hohenheim, genannt Paracelsus; Quelle: Wikipedia, public domain

zwischen Krebsgewebe und gesundem Gewebe unterscheiden. Durch die Entwicklung der Mikroskope gelang es schließlich, die Zelle als Ausgangspunkt der Krebsentwicklung zu identifizieren. Johannes Peter Müller formulierte 1838 in seiner Schrift „Über den feineren Bau und die Formen der krankhaften Geschwülste" als einer der Ersten, dass Krebsgewebe genauso wie das normale Gewebe aus Zellen besteht.

Der deutsche Embryologe Robert Remak erkannte, dass sich Karzinome regelmäßig aus Häuten, wie etwa Schleimhäuten oder Häuten von Organabgrenzungen, entwickelten.

Rudolf Virchow, Professor und Politiker in Berlin,

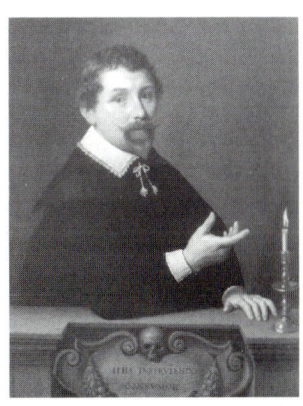

Dr. Nicolaes Tulp; Quelle: Wikipedia, public domain

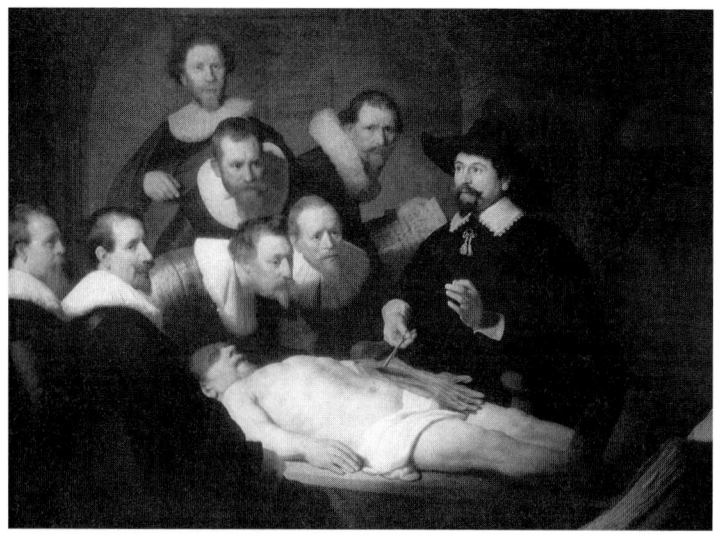

Die Anatomie des Dr. Tulp, Rembrandt van Rijn (1632);
Quelle: Wikipedia, public domain

begründete schließlich die Lehre der Zellularpathologie, die
besagt, dass Krankheiten auf Störungen der Körperzellen basieren. Eine Krebszelle musste sich demzufolge in einem krankhaften Prozess aus einer normalen Körperzelle entwickelt
haben.

Die große Blüte der Krebsforschung beginnt jedoch erst im
20. Jahrhundert. Heute können Lebensprozesse auf der Ebene
von Molekülen untersucht werden, eine genetische Beteiligung
wird ebenso vermutet. Dennoch bleibt festzustellen, dass Krebs
die Wissenschaft auch heute noch vor viele Rätsel stellt. Aus
Sicht der Schulmedizin lässt sich die Situation vereinfacht wie
folgt beschreiben:

„Krebs" ist kein klar definierter Begriff. Unter dieser
Bezeichnung werden eine Reihe verschiedener Erkrankungen
zusammengefasst. All diesen Erkrankungen ist jedoch eines
gemeinsam: Sie gehen mit einem vermehrten, sehr häufig völlig
unkontrollierten Gewebewachstum einher. Dieses vermehrte

Wachstum kann von einem Organ ausgehen, innerhalb des Organs ist dann meist auch wieder nur ein bestimmter Gewebetyp betroffen. Beispiele hierfür sind klassischerweise Brustkrebs, Magenkrebs, Darmkrebs. Es gibt jedoch auch die Möglichkeit, dass die Vermehrung von Zellen eines bestimmten Gewebetyps in verschiedenen Regionen des

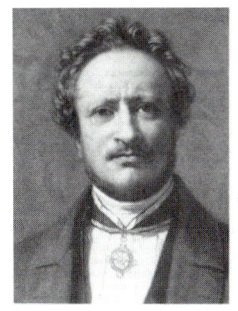

Johannes Peter Müller; Quelle: Wikipedia, public domain

Körpers stattfindet. Beispiele hierfür sind die verschiedenen Arten von Leukämien und die Lymphome. Insgesamt kennt die konventionelle Medizin mehr als 100 verschiedene Krebserkrankungen. Wir sehen: Es können Organe oder auch nur bestimmte Gewebe betroffen sein – Krebs ist (scheinbar) sehr vielgestaltig.

Bösartige Tumoren unterscheiden sich von gutartigen Tumoren durch drei Kennzeichen. Sie wachsen:

l infiltrierend: die Tumorzellen überschreiten Gewebegrenzen und wachsen in benachbartes Gewebe ein;

l destruierend: sie zerstören dabei umliegendes Gewebe;

l metastasierend: sie siedeln über die Blut- und Lymphgefäße ab oder sie bilden durch Abtropfung Tochtergeschwülste – sogenannte Metastasen.

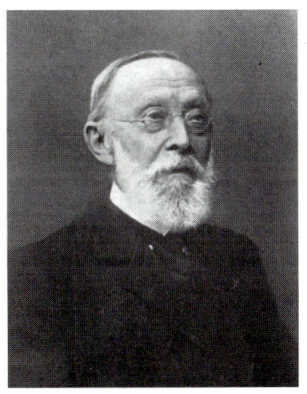

Rudolf Virchow; Quelle: Wikipedia, public domain

Gutartige Tumoren wachsen zwar an ihrem Entstehungsort und verdrängen unter Umständen das sie umgebende Gewebe, jedoch zerstören sie es nicht und bilden auch keine Metastasen. Bei gutartigen Tumoren spricht man in Regel nicht von Krebs. Durch das krankhafte Wachstum des betroffenen Organs beziehungsweise Gewebes entwickelt sich zunächst eine kleinere Wucherung, ein Tumor. Kleine Tumoren verursachen meist noch keine Beschwerden. Sie sind auch schlecht zu diagnostizieren, insbesondere dann, wenn der Tumor tiefer im Körper gelegen ist, zum Beispiel im Darm. Wird der Tumor jedoch im Laufe der Zeit größer, dann verdrängt er das ihn umgebende Gewebe oder wächst infiltrierend in dieses hinein. Auf diese Weise kommt es früher oder später zu Beeinträchtigungen der normalen Organfunktion. So kann zum Beispiel durch das Tumorwachstum im Darm eine Verstopfung auftreten, weil der Tumor die Durchgängigkeit des Darmes beeinträchtigt und den Weitertransport des Nahrungsbreis oder des Stuhls behindert. Durch das Größenwachstum des Tumors können auch Schmerzen auftreten, insbesondere dann, wenn der Tumor durch seinen zunehmenden Platzbedarf Nervenfasern verdrängt oder in diese hineinwächst. Erhält der Tumor während seines Wachstums Kontakt zu Blut- oder Lymphgefäßen, kann er einzelne Zellen in den Blut- oder Lymphstrom abgeben. Diese Zellen werden so verbreitet und können sich in anderen Regionen des Körpers wieder ansiedeln. In den Lymphknoten oder in den Organen, in denen sich diese Zellen ansiedeln, können sie sich vermehren und auf diese Weise Metastasen des ursprünglichen Primärtumors bilden.

Für die Schulmedizin scheint sich klar abzuzeichnen: Krebs ist eine Erkrankung des Erbguts, also bestimmter Gene des menschlichen Organismus, die meist im Laufe des Lebens erworben wird. Aus der molekulargenetischen Forschung konnte die Erkenntnis gewonnen werden, dass Krebs durch nicht wieder zu reparierende Schäden in bestimmten Klassen von Erbanlagen (Genen) entsteht. Derartige genetische Schäden werden durch ein ausgeklügeltes Gen-Reparatursystem überwacht, welches in der Lage ist, genetische Defekte sofort zu erkennen und zu reparieren. Leider kann aber auch dieses Reparatursystem geschädigt werden, sodass die Schäden nicht mehr behoben werden können und die „Programmierung" der Zelle nicht wieder gutzumachende Schäden erleidet.

Ein weiteres Sicherungssystem ist die sogenannte Apoptose, der programmierte Zelltod. Zellen, deren genetischer Schaden nicht repariert werden kann, erhalten über eine komplexe genetische Information den Befehl zum „Selbstmord". So wird verhindert, dass der irreparable genetische Schaden bei einer Zellteilung weitergegeben wird. Weil jedoch auch dieser Sicherungsmechanismus selbst zerstört werden kann, ergibt sich auch aus der Apoptose kein zuverlässiger Schutz vor einer Tumorentstehung.

Heute werden hauptsächlich drei Gruppen Krebs auslösender Mechanismen unterschieden, die auch als sogenannte Karzinogene bezeichnet werden:

- Chemische Substanzen
- Viren
- Strahlen

Wie diese verschiedenen Karzinogengruppen im Einzelnen auf die Zelle einwirken, ist erst zum Teil bekannt, wobei im Ergebnis jedoch genetische Veränderungen die entscheidende Rolle zu spielen scheinen. Nach heutiger Kenntnis beruhen etwa fünf bis zehn Prozent aller Krebserkrankungen auf einer erblichen Veranlagung, d.h. nicht der Krebs selbst, wohl aber die Veranlagung dazu kann vererbt werden. Diese Tatsachen lassen sich, wie wir später sehen werden, nahtlos in unsere Ansichten zur Krebsentstehung integrieren, sodass auch hier die Vertreter der Trophoblastentheorie nicht im Widerspruch zu den aktuellen Forschungsergebnissen stehen. Aus Sicht der Naturheilkunde bleibt festzuhalten, dass bereits die Ärzte vor mehr als 2000 Jahren wussten oder zumindest ahnten, dass Krebs durch eine falsche Ernährung hervorgerufen wird. Eine Erkenntnis, die wir hier im Folgenden wieder aufnehmen.

Im 19. und vor allem im 20. Jahrhundert änderte sich die Situation sehr rasch. Die Erfindung des Mikroskops und die Entdeckung, dass Zellen die Grundbausteine des Organismus sind und dass ein Tumor eine unkontrollierte Zellvermehrung ist, änderte die Sicht und Behandlungsart der Krebskrankheit. Die neuen wissenschaftlichen Erkenntnisse wurden stark beachtet und bildeten fortan die Grundlage allen medizinischen Handelns. In dieser wissenschaftlichen Aufbruchsstimmung verwarf man die bewährten Methoden und begann Krebs als lokale Zellerkrankung zu betrachten. Diese medizinische Richtungsänderung hatte gravierende Folgen für die Krebstherapie. Krebs wird heute mit den bereits erwähnten Therapien oft sehr aggressiv behandelt. Nur wenige Therapeuten wissen bzw. akzeptieren, dass es sich bei Krebs um eine Stoffwechsel- oder Mangelerkrankung handelt. Nur die medizinischen „Außenseiter", die auf eine biologisch-ganzheitliche Behandlung setzen, gehen davon aus, dass ein Tumor lediglich ein Symptom einer systemischen Erkrankung ist. Wie diese Ansicht zu begründen ist, wird im folgenden Kapitel aufgezeigt.

3. Kapitel: Die Trophoblastenthese

Der Artikel, der die Trophoblastenthese beschreibt, wurde das erste Mal in der Zeitschrift *Medical Record* im Juli 1950 veröffentlicht. Autoren waren Ernst T. Krebs Jr., Ernst T. Krebs Sr. und Howard H. Beard. Leider liegt dieser Artikel nur auf Englisch vor. Ich habe den Artikel in das Deutsche übertragen, jedoch ist er aufgrund des ganz speziellen Schreibstils der Autoren nicht gerade einfach zu lesen und für unsere Zwecke auch viel zu lang. Meine deutsche Zusammenfassung der Trophoblastenthese finden Sie im Anhang, sodass Sie die Möglichkeit haben, sich eingehend mit der Materie zu beschäftigen. Zugegebenermaßen ist auch meine Zusammenfassung immer noch keine „leichte" Lektüre, da die Trophoblastenthese jedoch das zentrale Werk ist, auf das sich die Arbeit mit Vitamin B17 stützt, ist es empfehlenswert, diesen Anhang nicht zu überspringen.

Wir haben es im Folgenden immer wider mit zwei Begriffen aus dem Bereich der Embryologie zu tun, deshalb folgen hier vorab einige Erklärungen zum besseren Verständnis:

- Trophoblastenzellen sind embryonale Zellen, die zur späteren Plazenta (Mutterkuchen) ausreifen.
- Aus den Trophoblastenzellen bildet sich der Trophoblast, die äußere Zellschicht der Keimblase. Er bildet sich am 5. bis 12. Tag nach der Befruchtung und weicht mittels Enzymen die Gebärmutterschleimhaut auf. Seine Zellen infiltrieren die Epithelzellen der Gebärmutterschleimhaut. Durch Apoptose (programmierter Zelltod) werden Lücken geschaffen, durch die der Trophoblast in die Gebärmutterschleimhaut eindringt.

Wir sehen hier schon ein wesentliches Merkmal der Übereinstimmung im Verhalten der Trophoblasten- und der Krebszellen: das invasive (eindringende) Wachstum. Dabei handelt es sich um ein im Grunde bösartiges Geschehen, das im Verlauf einer normalen Schwangerschaft um den 54. Tag sein natürliches Ende findet – das ist der Zeitpunkt, an dem die Bauchspeicheldrüse des Fetus die Arbeit aufnimmt und beginnt, Enzyme auszuschütten.

Das bedeutet, dass ein Baby sich aus einem Teil des Trophoblasten entwickelt, und zwar aus dem Embryoblasten. Die Abbildung veranschaulicht das sehr schön:

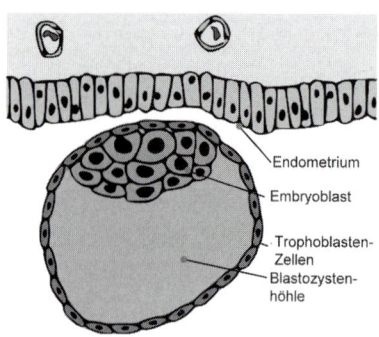

Trophoblast; Quelle: Wikipedia, GNU Free Documentation License

Die Aussagen der Trophoblastenthese sind zusammengefasst Folgende:

1. Krebs ist im Grunde ein einheitliches Phänomen. Dies zeigt sich durch die Übereinstimmung verschiedener Krebseigenschaften, zum Beispiel:
   – anaerober Stoffwechsel (benötigt keinen Sauerstoff);
   – hohe Übereinstimmung des Gehalts an Milchsäure, B-Vitaminen, Vitamin C;
   – hohe Übereinstimmung bei verschiedenen Enzymkonzentrationen;
   – einheitlich niedriger Gehalt an Cytochrom, Bernsteinsäure und d-Aminosäureoxidase, Cytochrom-C, Katalase und Riboflavin.

Die Übereinstimmung in den beschrieben Faktoren nimmt mit zunehmender Bösartigkeit zu, deshalb nähern sich Tumoren mit zunehmender Bösartigkeit einem gemeinsamen Gewebetyp an.

2. Krebszellen sind sehr primitive Zellen, deshalb ist ihre Entsprechung im normalen Lebenszyklus bei den primitivsten Zellen zu suchen – den Trophoblastenzellen.
Wenn man Krebs als ein einheitliches Phänomen betrachtet, dann hängt die Bösartigkeit eines Tumors von der Konzentration der Trophoblastenzellen ab – je höher die Konzentration, desto bösartiger der Krebs. Beim höchst aggressiven primären Gebärmutterchorionepitheliom, das nur aus Trophoblastenzellen besteht, ist keine Veränderung zur normalen Trophoblastenzelle feststellbar.

3. Die Untersuchung der Trophoblastenzelle ergibt, dass ihre Eigenschaften auch Eigenschaften von Krebs sind:
- Invasives und destruktives Wachstum,
- Autonomität,
- die Fähigkeit zu metastasieren.
Wenn Krebs auf die Trophoblastenzellen zurückgeführt werden kann, dann muss zudem jeder Tumor mehr oder weniger viel Schwangerschaftshormon (hCG, humanes Choriongonadotropin) ausschütten. Dass dies tatsächlich geschieht, wurde von Acevedo und Mitarbeitern 1995 nachgewiesen, mehr dazu im entsprechenden Kapitel (vgl. S. 122 ff.).

4. Die Bösartigkeit eines Tumors wird von der Konzentration der Trophoblastenzellen im Gewebe bestimmt.

5. Trophoblastenzellen besitzen die Fähigkeit zur Tarnung im Wirtsgewebe, ebenso wie sich der Trophoblast bei einer beginnenden Schwangerschaft tarnen muss, um nicht von der

Mutter abgestoßen zu werden, da er ja zu Hälfte genetisch fremd ist.

6. Die Krebszelle ist also weder eine degenerierte noch eine deformierte Zelle. Ihre tödliche Eigenschaft liegt in der Tatsache begründet, dass sie im Grunde eine ganz normale Zelle ist, deren räumliche und zeitliche Einordnung in den Gesamtorganismus jedoch nicht normal ist. Das heißt, die Krebszelle ist als Trophoblastenzelle ein natürlicher Bestandteil des Lebenszyklus und sie ist gleichzeitig die primitivste Zelle im Lebenszyklus.

7. Diese Zellen sind also nichts anderes als undifferenzierte Zellen, die noch nicht am Aufbau des Körpers beteiligt sind, und deren Potenz und Kompetenz aufgespart wurde. Zellen mit verschiedenen Graden an Undifferenziertheit existieren überall im Körper als Reservoir für Gewebereparatur und Erneuerung.

8. Die Krebsentstehung kann also als ein Phänomen einer – am falschen Ort geschehenden – Differenzierung dieser Zellen als Antwort auf einen Reiz zur Zellteilung betrachtet werden.

9. Diese Reize zur Zellteilung können verschiedenster Natur sein, zum Beispiel chemische Reize, hormonelle Reize, virale Reize usw.

10. Schwangerschaftstrophoblastenzellen werden in ihrer Entwicklung während der Schwangerschaft zu dem Zeitpunkt gestoppt, an dem die Bauchspeicheldrüse des Fötus ihre Arbeit aufnimmt.

11. Durch einen Mangel an Bauchspeicheldrüsenenzymen fällt die natürliche Kontrolle der Trophoblastenzellen aus.

Zusammenfassend lässt sich also sagen, dass die Trophoblastenthese Krebs als ein im Grunde einheitliches Geschehen betrachtet. Dieses Geschehen wird durch Reize in Gang gesetzt, die verschiedenster Natur sein können. Diese Reize setzen nun eine Reparaturfunktion in Gang, bei der die im Körper vorhandenen, noch relativ undifferenzierten Zellen sich zu teilen beginnen. Bei einem Mangel an Bauchspeicheldrüsenenzymen, die dieses Zellwachstum kontrollieren, kann die Reparaturfunktion nicht gestoppt werden und die Zellteilung geht ungehindert weiter – Krebs entsteht.

4. Kapitel: Wissenschaftlicher Nachweis über die Richtigkeit der Trophoblastenthese

Die Drs. Acevedo, Tong und Hartsock veröffentlichten im oben bereits genannten Artikel in *Cancer*, der Zeitschrift der *American Cancer Society* (Amerikanische Krebsgesellschaft), dass ein natürliches menschliches Hormon, das „humane Choriongonadotropin", kurz hCG, ein exakter Krebsmarker ist. Dieser Befund könnte tief greifende Auswirkungen auf die Ansichten zur Krebsentstehung und ebenso auch auf Diagnose und Vorbeugung haben. Die Verbindung zwischen hCG und Krebs ist seit Jahrzehnten von alternativen Forschern hergestellt worden, dieser Artikel jedoch ist bis heute der eindeutigste Nachweis, welcher in der medizinischen Standardliteratur erschienen ist.

HCG war bereits die Grundlage des „Anthrone-Tests" von Prof. Beard und ist dies auch bei Navarros Urin-Krebstest. Beard und Navarro wurden seinerzeit von der *American Cancer Society* völlig abgelehnt. Die Verbindung zwischen hCG und Krebs wurde vor ungefähr 50 Jahren auch von Dr. Ernst T. Krebs junior, dem Entdecker von Laetrile (Vitamin B17, Amygdalin), postuliert, welcher im Jahr 1996 starb. Aufgrund der Forschungsergebnisse von Dr. Acevedo, die zeigen, dass hCG bei Krebs nachweisbar ist, stellt sich natürlich wieder die alte Frage nach dem tatsächlichen Grund der Krebsentstehung.

Im Jahr 1902 stellte John Beard, Professor für Embryologie an der Universität Glasgow, seine unter dem Namen Trophoblastenthese bekannt gewordene Theorie der Krebsentstehung auf. Vom damaligen medizinischen Establishment wurde die These weniger abgelehnt als vielmehr einfach ignoriert. Im Lauf der Zeit verschob sich das Interesse der Forschung in Richtung Erforschung der einzelnen Zelle und insbesondere in

Richtung Genforschung. Das 1911 erschiene Buch von Prof. Beard *The Enzyme Treatment of Cancer and Its Scientific Basis* (Die Enzymbehandlung des Krebses und deren wissenschaftliche Grundlage, Verlag Chatto & Windus), erzielte nur geringe Aufmerksamkeit und die meisten Wissenschaftler haben noch nie davon gehört. Aber seine Theorie verschwand nicht, sondern wurde vielmehr „im Untergrund" weitergegeben. Sie ist bis heute die Basis einer großen Anzahl von alternativen Entstehungsthesen und Behandlungsansätzen geblieben. Im Jahr 1946 sagte Dr. Charles Oberling voraus: „Vielleicht stellt sich eines Tages heraus, dass es eine der Ironien der Natur ist, dass Krebs, der für so viele Todesfälle verantwortlich ist, so unlöslich mit dem Leben verbunden sein sollte." Dieser Zeitpunkt scheint gekommen zu sein – denn nie zuvor wurde die Verbindung zwischen den Vorgängen während der Schwangerschaft und den Vorgängen während der Krebsentstehung so zwingend dargestellt wie durch die Ergebnisse der Arbeit Acevedos.

Das humane Choriongonadotropin (hCG) ist ein negativ geladenes Hormon, welches sowohl von den Trophoblastenzellen der Plazenta als auch von Trophoblastenzellen eines Tumors produziert wird. Dieses Hormon ist in der Schulmedizin seit Langem als die Basis von Schwangerschaftstests bekannt. Im Jahr 1994 zeigten Dr. A. Krichevsky und Kollegen, dass Krebszellen hCG in all seinen Formen ausschütten, ebenso auch das verwandte humane Luteinisierende Hormon, kurz hLH.

Dr. Hernan F. Acevedo und seine Kollegen im *Allegheny Singer Research Institute* in Pittsburgh veröffentlichten also 1995 diesen herausragenden Artikel über das Thema in der Zeitschrift *Cancer* (1995; Nr. 76: S. 1467-1475).

Dr. Acevedo ist wegen seiner vorhergehenden Arbeiten weit bekannt, durch welche er einige der Aussagen von Dr. Virginia Livingston-Wheeler, einer Ärztin deren Therapie von der beardschen These bereichert wurde, bestätigen konnte. Mithilfe von anerkannten Methoden der Schulmedizin bewies Dr.

Acevedo eindeutig, dass „Synthese und Ausschüttung von hCG (...) ein gemeinsamer biochemischer Nenner des Krebses ist".

Nun steht durch diese Entdeckung die wissenschaftliche Basis, so Acevedo „für Forschungen zur Verhütung und/oder Beherrschung mittels aktiver und/oder passiver Immunisierung" gegen hCG und verwandte Stoffe zur Verfügung. Mit anderen Worten: Da hCG bei Krebs *immer* nachweisbar ist, kann der Therapeut dies auch zum Ziel seiner Behandlung machen. Acevedo schlägt also als möglichen Weg der Krebsbehandlung eine Art „Anti-hCG" vor.

Konventionelle Onkologen wissen selbstverständlich, dass hCG als Tumormarker bei Chorionkarzinomen und einigen anderen Krebsarten genutzt werden kann, dies aber bei den meisten anderen Krebsarten aufgrund der geringen Ausschüttung von hCG nicht sinnvoll ist. Dies ist die Krux in der ganzen Kontroverse.

Nur durch den Einsatz hoch entwickelter Techniken, wie die analytische Durchflusszytometrie zur Messung bestimmter Zelleigenschaften, wies Dr. Acevedo die Anwesenheit von hCG, seiner Untereinheiten und/oder Fragmente in Zellen aus 85 verschiedenen Krebszelllinien nach.

Acevedo wies nun erstmals mithilfe dieses Verfahrens hCG auch in Zellen nach, die aus bösartigen menschlichen Tumorgeweben isoliert worden waren. Acevedo fasst zusammen, dass „(...) hCG, das Hormon von Schwangerschaft und Entwicklung, welches auch chemische und physiologische Eigenschaften von Wachstumsfaktoren hat, ein gemeinsames typisches Charakteristikum des Krebses ist."

Es gibt klinische Erprobungen, bei welchem ein gegen hCG gerichteter Impfstoff verwendet wird. Im Gebrauch ist eine Kombination aus synthetischem hCG, das an einen Diphtherieimpfstoff gebunden ist. Ein ähnliches, neues Produkt wurde bei einem anderen klinischen Versuch verwendet und, so Acevedo,

„(…) bewies einen fast unglaublichen Grad an Wirksamkeit und Sicherheit (…)". Dieses neue Produkt wurde ursprünglich zur Fruchtbarkeitssteuerung von der Weltgesundheitsorganisation entwickelt.

Das Erstaunlichste aber ist das universale Vorkommen dieses Hormons in beinahe allen Fällen von Krebs. Die Aktivierungen eines besonderen Gens und Genclusters „(…) treten immer auf (…)", so Acevedo.

Durch hCG sind Krebszellen in der Lage, ihr eigenes Wachstum unabhängig zu regulieren. Acevedo bestätigt, dass hCG einen Tumor „unsichtbar" für das Immunsystem macht, welches es natürlich vermeidet, im Körper etwas anzugreifen, das wie ein sich entwickelnder Fötus aussieht. „Diese Charakteristika machen Krebszellen immunologisch unangreifbar.", so Acevedo. Er fasst weiter zusammen: „Krebs ist eine Entwicklung und Differenzierung, die schief gegangen ist." Und weiter: „Nach 93 Jahren", so führt er aus, „hat Beard sich als konzeptionell richtig erwiesen."

Es waren Prof. Beards Beobachtungen, die den Anstoß zur Trophoblastenthese des Krebses gaben. Hier zeigt sich eine der erstaunlichsten Wendungen in der Medizingeschichte: Dass eine Theorie beinahe ein Jahrhundert ruhen kann, bevor sie schließlich von zumindest einem Teil des wissenschaftlichen Establishments akzeptiert wird.

Dr. William Regelson, Mitglied der medizinischen Abteilung am *Medical College of Virginia*, unterstützt Dr. Acevedos Arbeit deutlich. In seinem begleitenden Leitartikel in der gleichen Ausgabe von *Cancer* weist Regelson darauf hin, dass nicht nur hCG in den meisten untersuchten Krebsarten gefunden wurde, sondern „(…) seine Ausschüttung in den Tumoren, in welchen es nachgewiesen wird, deren Aggressivität zu metastasieren definiert (…)" beziehungsweise deren Bösartigkeit definiert.

Normale, nicht zum Embryo gehörende Zellen, schütten

kein hCG aus, auch gutartige Tumorzellen tun dies nicht. Stattdessen „(…) wird hCG-Beta zu einem definierenden, phänotypischen Ausdruck bösartiger Veränderungen (…)", das heißt, es weist Krebs nach. Wenn hCG bei einer Patientin nachweisbar ist und sie nicht schwanger ist, hat sie wahrscheinlich Krebs. Je mehr hCG nachgewiesen wird, desto ernster ist der Fall.

Diese Forschungsergebnisse über hCG eröffnen auch für die Krebstherapie Aussichten. Sie unterstützen insbesondere auch eine ganze Anzahl unkonventioneller Krebstherapiemethoden. Es wäre sicher nützlich, sich diese Schlüsselcharakteristika des Krebses so zügig wie möglich zunutze zu machen – aber es ist ebenso wichtig, die Trophoblastenthese zu verinnerlichen. Durch ein gründliches Befassen mit den Arbeiten von Cohnheim, Beard, Gurchot, H.H. Beard, Kelley und Ernst T. Krebs junior sind sicher noch weitere Fortschritte in der Krebsforschung zu erwarten. Diese Wissenschaftler hielten an einer wesentlichen Wahrheit fest, als die meisten der etablierten Kollegen sich davon abwandten.

Besonders Dr. Krebs verdient mehr Anerkennung als ihm bisher zuteilwurde. So gründete er die *John Beard Memorial Foundation*, um die Idee in einer Zeit lebendig zu halten, in der nur wenige daran glaubten. Es bleibt festzuhalten, dass nur so ein wesentlicher Schlüssel des Krebsrätsels, der vor fast 100 Jahren entdeckt, jedoch systematisch verworfen wurde, erhalten geblieben ist und heute Forschern wie Dr. Acevedo als Anstoß für ihre bahnbrechenden Arbeiten dienen konnte.

5. Kapitel: Krebs ist eine Mangelerkrankung

Dr. Ernst T. Krebs junior schrieb im Jahr 1964 in seiner privat veröffentlichten Arbeit *Die Nitrile in Pflanzen und Tieren*: „Krebs wird allgemein als chronische Erkrankung betrachtet. Bis heute wurde für keine chronische oder stoffwechselbedingte Erkrankung eine verhütende oder therapeutische Lösung gefunden, außer durch zusätzliche, natürlicherweise vorkommende Faktoren der Nahrung. Von keiner dieser Erkrankungen wurde jemals ein viraler oder bakterieller Ursprung bekannt. Pellagra, Skorbut, Beri-Beri, Rachitis, Anämien, eine große Zahl an Neuropathien und so weiter, und so weiter – alle fanden ihre vorbeugende und therapeutische Lösung nur in zusätzlichen Faktoren zur gewöhnlichen Nahrung. Keine chronische oder stoffwechselbedingte Erkrankung hat eine andere Lösung. Es ist nicht wahrscheinlich, dass Krebs hier die erste Ausnahme ist."

Ausgangspunkt sämtlicher Überlegungen waren Berichte und Untersuchungen aus verschiedenen Teilen der Welt, die von krebsfreien Stämmen und Völkern berichteten. Wir leben heute leider in einer Zeit, in der solche Berichte nicht mehr sehr ernst genommen werden, da wir in unserer Erkenntnis vermeintlich so weit fortgeschritten sind und die damaligen Methoden der Erhebung von Befunden und des Sammelns von Fakten als „unwissenschaftlich" abtun.

Meiner Meinung nach ist diese Einstellung ein kapitaler Fehler, denn die einstmals von verschiedensten Forschern, Reisenden, Ärzten und Missionaren berichteten Tatsachen decken sich in ganz erstaunlicher Weise. Letztendlich werden diese Aussagen auch durch die Entwicklungen unserer Zeit bestätigt. Es lässt sich als gesichert festhalten, dass Völker und Stämme mit naturbelassener, traditioneller Ernährung keinen oder so gut wie keinen Krebs kannten. Albert Schweizer berichtete aus Lambarene, Gabun, im Jahr 1913: „Als ich in Gabun ankam, gab es zu meinem Erstaunen nicht einen einzigen Fall von Krebs."

Einige dieser Stämme sind beispielsweise:
- Stämme im Karakorum in West-Pakistan (Burushin oder Huzakuts u.a.),
- die eingeborenen Inuit (Eskimo),
- Stämme in Südafrika und Südamerika,
- nordamerikanische Indianer,
- australische Aborigines,
- andere ursprüngliche oder sogenannte primitive Völker, die sich auf eine Ernährung verlassen, die nahe an der Lebensweise der Steinzeit ist.

Generalmajor Sir Robert McCarrison (1878-1960) behandelte und untersuchte vor und während seiner Tätigkeit als „Director of Nutrition Research" in Indien (von 1913 bis 1928) im Auftrag der *Research Fund Association* die Menschen im Karakorum. Aus der Perspektive einer zwanzigjährigen Beobachtung berichtet er, dass es ihm nicht gelungen sei, auch nur einen einzigen Fall von Krebs in der Bevölkerung zu finden. Für seine Ernährungsstudien *Studies in Deficiency Disease* wurde McCarrison sogar geadelt.

Später arbeitete Dr. John Clark in einer medizinischen Station für die Bevölkerung. Er war völlig gegen die Tendenz, die angeblich perfekte Gesundheit dieser langlebigen Menschen zu romantisieren. Er beschreibt, wie auch McCarrison, eine relativ weit verbreitete Neigung zum Kropf unter diesen Menschen, ebenso etliche Hautkrankheiten und eine deutliche Neigung zu Karies. Der in der Ernährung liegende Grund für die hohe Rate an Kropferkrankungen liegt klar im relativen Jodmangel der Nahrung, die Neigung an Karies zu erkranken hat ebenso ihren Grund in der Ernährung. Auf jeden Fall setzte John Clark, während er die vielen krank machenden Umstände, denen diese Menschen ausgesetzt sind, untersuchte und beschrieb, auch hinzu, dass er nie auch nur einen einzigen Fall von Krebs unter ihnen beobachtete. Über einen noch längeren Zeitraum und sogar noch genauer wurden die Inuit (Eskimos) von Medizinern, Missionaren, Lehrern, Händlern und anderen beobachtet. Unter anderem mit dem Ziel, möglicherweise ein Auftreten von Krebs unter ihnen zu entdecken. Trotz dieser Beobachtungen wurde bis heute noch von keinem Krebsfall unter diesen beiden Eingeborenenvölkern berichtet, solange sie sich mit ihrer ursprünglichen Nahrung ernährten. Allerdings wurden unter den Inuit einige Krebsfälle unter denjenigen festgestellt, deren Ernährungsgewohnheiten eine westliche Form annahm. Die Beobachtungen, die hierüber bei den Inuit gemacht wurden, werden bei Vilhjalmur Stefanson geschildert (Stefanson, V.: *Cancer. Disease of Civilization?*, New York: Hill & Wang, 1960).

Es ist weithin bekannt, dass viele Völker mit natürlichen Lebensgewohnheiten keine Karies kennen. Viele Gründe dafür sind ohne Schwierigkeit in ihrer Ernährungsweise zu finden – und speziell in dem, was sie *nicht* essen. Bei der analogen Krebsfreiheit dieser Völker blieb die Rolle der Ernährung eher vage und allgemein – so wie es auch heute noch ist: Man soll sich natürlich und gesund ernähren, dies sei die beste Vorsorge.

Es stellt sich natürlich die Frage, was natürlich und gesund ist, und vor allem: Wo ist die entscheidende Gemeinsamkeit bei diesen über die ganze Welt verstreuten Völkerschaften und Stämmen? Auf den ersten Blick unterscheidet sich die jeweilige Ernährung doch grundlegend von der anderer Völker. Die Frage bleibt also: Was ist der entscheidende, allen gemeinsame Faktor, der diesen Völkern ein krebsfreies Leben ermöglicht – auch wenn sie nicht von anderen gesundheitlichen Gebrechen verschont blieben?

Hier hilft uns nun ein Blick ins Tierreich weiter, denn die weitgehende Krebsfreiheit wilder und der meisten domestizierten Pflanzenfresser verdient unsere besondere Aufmerksamkeit.

Fleischfressende Tiere in ihrer natürlichen Umgebung hingegen gehen mit ihrem Futter ähnlich um wie die Inuit in der Steinzeitkultur mit ihrer Ernährung. Diese Tiere fressen die Eingeweide, insbesondere den Pansen, und das oft, bevor sie das Muskelfleisch der Tiere fressen. Wenn Fleisch fressende Tiere als Haustiere domestiziert oder in zoologischen Gärten gehalten werden, erkranken sie häufiger an Krebs.

Dr. Krebs berichtet als Beispiel von fünf Bären im Zoo von San Diego, die alle innerhalb von sechs Jahren an Leberkrebs starben. Es wurden damals viele Vermutungen darüber angestellt, was ihre bösartigen Erkrankungen verursacht haben könnte. Dieser Fall der Bären, die nicht gemäß ihrer natürlichen Fressgewohnheiten, sondern mit einer vom Menschen zusammengestellten Kost ernährt wurden, erinnerte Dr. Krebs an die Überlegungen von Sir William Osler aus dem Jahr 1906 über die Ursache von Pellagra, als er einen Bericht darüber las, dass 20 Prozent der Bewohner eines Heims für farbige Geisteskranke innerhalb eines Winters an Pellagra starben.

Pellagra ist eine Erkrankung, die durch Mangel an Vitamin B3 (Niacin) ausgelöst wird. Sie tritt auf, wenn Nahrung hauptsächlich aus Mais oder Sorghumhirse besteht. Die in diesen Getreiden vorliegende gebundene Form des Niacins kann vom Körper jedoch nicht verwertet werden. Diese Krankheit war vor Kenntnis der Zusammenhänge in armen Regionen Südeuropas und Amerikas weit verbreitet.

Der Zusammenhang: Den Bären fehlte der in Ihrer natürlichen Kost enthaltene Pflanzenanteil, den Heimbewohnern fehlte ein für den Menschen verwertbares Vitamin. So stellt sich also bei vielen chronischen Erkrankungen immer wieder die Frage nach einem fehlenden beziehungsweise mangelnden Faktor.

Eine ähnliche Problematik gab es bereits bei dem Volk der Bantu in Afrika. Ursprünglich war Leberkrebs unter diesen Menschen nahezu unbekannt. Wenn sie jedoch in die städtischen Gebiete zogen oder in den Minen arbeiteten, veränderten sie ihre Ernährung hin zu einer, die nahezu vollständig aus minderwertigen Kohlenhydraten bestand. Der Grund für diese Änderung ist einleuchtend: Wer in den Minen arbeitet, hat für den Ackerbau keine Zeit, wer in der Stadt lebt, dem stehen keine Flächen für den Ackerbau zur Verfügung.

Ein Hauptbestandteil dieser Ernährung ist eine Mischung aus vergorener Milch und Maismehl, bekannt als „Mealie Meal". Als man Ratten über einen längeren Zeitraum damit fütterte, entwickelten die meisten eine Leberzirrhose und die Krebsvorstufen, die bei den männlichen Bantus beobachtet wurden.

Bären in freier Wildbahn fressen Beeren, Gräser, wilde Früchte, wie Aprikosen, Pfirsiche, Äpfel, Kirschen und Pflaumen, oft zusammen mit Blättern und Wurzeln, Rinden, Zweigen und blühenden Pflanzen. Da Bären Allesfresser sind, fressen sie auch Fleisch. Dr. Peter Krott beschreibt in seinem Buch *Bären in ihrer Familie* (New York: E.P. Dutton & Co., 1962) die räuberischen Angewohnheiten der Bären wie folgt: „(…) Einzelne Fußspuren zeigten den Schäfern, wohin sie gehen mussten, und es dauerte nicht lange, bis sie die Reste des Schafs im Unterholz fanden. Der Körper war sorgfältig ausgenommen – ein Metzger hätte es nicht besser machen können. Während wir eine Hammelkeule brieten, fragte ich die Männer, warum sie den Kadaver nicht hier ließen, weil der Bär bestimmt zurückkäme, um es aufzufressen."

Die Bedeutung des pflanzlichen Inhalts der Schafsinnereien ist ein wichtiger Anhaltspunkt dafür, wo der gemeinsame Faktor zu finden sein könnte, denn: Das Ernährungsschema des zivilisierten Menschen und gefangenen Allesfressers ist das Gegenteil dessen, was in der Natur vorherrscht: Die Eingeweide werden weitestgehend verworfen und das, was die Wildtiere als zweitrangig behandeln, wird verwertet. In dieser Umkehr der verwerteten Teile liegt also die Antwort auf unsere Frage, worin der gemeinsame Faktor besteht.

Krott berichtete auch von der Vorliebe von Bären für ganze Kirschen. Er beschreibt die Fütterung zweier junger Bären mit 20 Pfund Kirschen. Wie alle nichtmenschlichen Primaten und die meisten primitiven Völker, verzehrten die Bären die Samenkerne ebenso wie das Fleisch der Kirschen.

Wenn wir nun die Ernährungsgewohnheiten der erwähnten Völker genau analysieren, dann zeigt sich eine überraschende Gemeinsamkeit bei allen, scheinbar jedoch nicht bei den Inuit. Bevor wir diesen Widerspruch weiter unten auflösen, beschäftigen wir uns zuerst mit der Analyse der Übereinstimmungen: Allen Stämmen und Völkerschaften ist der reichliche und vollständige Verzehr von verschiedenen Früchten inklusive der enthaltenen Samenkerne gemeinsam.

Es gibt weitere Übereinstimmungen, die sich am besten im Licht der Erkenntnisse verstehen lassen, die wir aus dem Konsum von Früchten samt Samenkernen gewinnen können. Beinahe alle Samenkerne von Kern- und Steinobst sind bitter im Geschmack, das heißt, sie haben einen hohen Anteil an Bitterstoffen. Analysiert man diese Bitterstoffe, kommt man zu der Erkenntnis, dass sie alle in reichem Maße Zyanverbindungen enthalten, die für den bitteren Geschmack verantwortlich sind. Diese Zyanverbindungen sind Nitrile, organische Verbindungen mit einer CN-Gruppe. Diese Verbindungen sind unter dem englischen Namen „Nitriloside" durch die Arbeiten von Dr. Ernst T. Krebs jun. weltweit bekannt geworden, der korrekte deutsche Begriff ist „Nitril" oder „Nitrile".

Der gemeinsame Faktor ist also ein hoher Konsum von Nitrilen (Bitterstoffe).

Aufgrund dieser Erkenntnisse lässt sich nun so manches Phänomen erklären, zum Beispiel auch die weitgehende Krebsfreiheit der meisten Pflanzenfresser.

Der Nitrilgehalt vieler Weiden, des Grünfutters und der Silage ist oft überraschend hoch. Weißklee, Luzerne, Wicken, verschiedene Hirsesorten, verschiedene Sorghumsorten, Lupinen, Wolliges Honiggras und weitere 80 Gräser, die Blätter der Rosengewächse, Beeren und so weiter – all diese sind häufige und reiche Quellen von Nitrilen. Manche dieser Pflanzen enthalten 15.000 bis 20.000 (!) mg Nitrile pro Kilogramm Trockenmasse. Eine verzehrte Menge von 10 Kilogramm pro Tag ist für frei grasende Tiere nicht ungewöhnlich. Diese Menge würde 150 bis 200 Gramm an Nitrilen pro Tag zu Verfügung stellen, welche durch Hydrolyse (Spaltung einer chemischen Verbindung durch Reaktion mit Wasser) über 10.000 (!) mg an freiem HCN (Blausäure) freisetzen würde. Wie Studien an Schafen gezeigt haben, werden mehr als 95 % der von Pflanzenfressern mit dem pflanzlichen Futter aufgenommenen Nitrile innerhalb einer Stunde gespalten, mit der Folge einer Freisetzung von HCN in den Organismus.

Wenn Haustiere wie Katzen und Hunde so gehalten werden, dass sie freien Zugang zu nitrilhaltigen Gräsern haben, fressen sie mit schöner Regelmäßigkeit im Garten und beim Spaziergang verschiedene Gräser und sind meist bis ins hohe Alter krebsfrei. Haustiere, die zum Beispiel in Städten diese Möglichkeit nicht haben, erkranken häufiger an Krebs, wie auch das oben genannte Beispiel der Bären im Zoo zeigt.

Die Entwicklung
von Vitamin B17

6. Kapitel: Auf der Suche nach dem fehlenden Faktor bei verschiedenen Völkern und Stämmen

Zahlreiche zuverlässige Arbeiten haben schon vor Jahrzehnten von der allgemeinen Ernährung der Menschen im Karakorum (Zentralasien) berichtet. Hauptbestandteile ihrer Ernährung sind im Wesentlichen:

– Buchweizen
– Erbsen
– Dicke Bohnen (Saubohnen)
– Luzerne
– Rüben
– Salat
– Samen von Hülsenfrüchten oder Mungbohnen
– Aprikosen mit ihren Samen
– Kirschen mit ihren Samen
– Beeren der verschiedensten Sorten

Mit Ausnahme von Rüben und Salat hat jede dieser Pflanzen einen mehr oder weniger hohen Gehalt an Nitrilen.

Dr. Krebs berichtet von mehr als einem Dutzend Bücher und Artikel, die alle darin übereinstimmen, dass Aprikosen den Hauptanteil in dieser Ernährung ausmachen.

Interessanterweise hat dieser hohe Anteil an Aprikosen Dr. Krebs anfänglich irritiert, denn das Fruchtfleisch der Aprikose enthält so gut wie keine Nitrile. Erst als er und seine Mitarbeiter den Samenkern untersuchten und feststellten, dass dieser einen hohen Gehalt an Nitrilen hat, war der Zusammenhang zwischen dem Verzehr der ganzen Aprikose und der Krebsfreiheit hergestellt.

Im Lauf der Untersuchung der Ernährung dieser Menschen stellten sich noch mehr Aspekte heraus, zum Beispiel:

– dass der Samenkern der Aprikose als Delikatesse hoch geschätzt ist und dass jeder Teil der Aprikose verwendet wird;
– dass die Hauptquelle der zum Kochen verwendeten Fette ein Öl aus Aprikosensamen ist, und dass dieses Aprikosenöl unbeabsichtigt so hergestellt wird, dass in ihm geringe Mengen an Nitrilen oder Spuren von Zyanid erhalten bleiben;
– dass der Samenkern der Aprikose unter diesen Menschen so hoch geschätzt wurde, dass unter ihnen Experten gewählt werden, um die Samen junger Aprikosenbäume auf ihre Bitterkeit zu untersuchen, weil es manchmal Bäume gibt, deren Aprikosenkerne außerordentlich hohe und damit eventuell giftige Konzentrationen an Nitrilen enthielten. Diese Bäume werden dann vernichtet.

Obwohl die Menschen im Karakorum in völliger Unkenntnis der Chemie, der Toxikologie und der Physiologie der Nitrile leben, haben sie trotzdem, offensichtlich durch Erfahrung, den Wert dieser Nahrungsfaktoren erkannt – und konnten auch die sehr giftige Wirkung des Zyanids aus den Aprikosenkernen erkennen und entsprechend damit umgehen.

Dies zeigt sich besonders in folgendem Sachverhalt, von dem Dr. Krebs berichtet. „Sie stellen eine Lösung von HCN (Blausäure) her, indem sie zu entfettetem Aprikosenkernmehl etwas Wasser hinzufügen, sodass die Nitrile des Aprikosenkerns mit der darin enthaltenen β-Glucosidase (Emulsin) reagieren und HCN freigesetzt wird. Die entstandene Lösung wird als eine Art Bitter aufbewahrt, der wegen seiner bekannten Toxizität tropfenweise Wein zugefügt wird, und zwar unmittelbar vor dem Trinken. Es wird überliefert, dass diese Lösung Gesundheit und sogar ein langes Leben bewirkt."

Wir haben bereits erwähnt, dass sich die Ernährung der meisten damals als krebsfrei bekannten Stämme elementar von derjenigen der Inuit unterscheidet. Im Licht der mittlerweile aufgezeigten Zusammenhänge lässt sich nun aber auch die Krebsfreiheit der Inuit erklären: Die Ernährung der krebsfreien Völker ist zum größten Teil vegetarisch, die der Inuit dagegen basiert zum größten Teil auf einem hohen Anteil an Fleisch. Oberflächlich betrachtet könnten keine zwei Ernährungsweisen unterschiedlicher sein, obwohl die Inuit sich mit vielen anderen ursprünglich lebenden Völkern, von welchen die meisten hauptsächlich vegetarisch leben, eine bemerkenswerte Freiheit von bösartigen Erkrankungen teilten.

Die Frage ist nun, auf welche Weise die Inuit ihren Bedarf an Nitrilen decken. Basierend auf weiteren Untersuchungen über die Ernährung der Inuit zeigte sich, dass eine bestimmte Beere sehr reichlich in den arktischen Gebieten wächst und dass diese Beere außerordentlich reich an Nitrilen ist – die Prachthimbeere (Rubus spectabilis), die auch „Cloudberry" oder „Buffaloberry" genannt wird. Sie wird von Vögeln, Tieren und Menschen verzehrt und ist ebenso Bestandteil von Pemmikan (eine Mischung aus Dörrfleisch, Fett und Beeren), welcher das ganze Jahr hindurch gegessen wird.

Weiter wurde festgestellt, dass Tiere wie der Karibu wichtig für die Ernährung dieser Menschen sind. Beim Verzehr des Karibus werden die gefrorenen Inhalte des Pansens als Salat verwendet und als Delikatesse geschätzt. Bei der darauf folgenden Untersuchung des von Karibus bevorzugten Futters stellte sich heraus, dass sich unter den verzehrten Gräsern, die in den arktischen Tundren wachsen, der Dreizack (Triglochin maritima) sehr häufig vorkommt. Untersuchungen des *United States Department of Agriculture* über den Nitrilgehalt des Dreizacks zeigen, dass er wahrscheinlich reicher an Nitrilen ist, als jedes andere verbreitete Gras. Auf Basis des Trockengewichts wurde festgestellt, dass ein Kilogramm des Dreizacks mehr als 30.000 mg Nitrile enthält. Ein Teelöffel dieses Pansensalats könnte also 100 mg und mehr an Nitrilen enthalten.

Die ursprünglich lebenden Stämme und Völker in tropischen Gebieten wie Südamerika und Südafrika verfügen ebenfalls über eine reiche Fülle an nitrilhaltigen Nahrungsmitteln. Mehr als ein Drittel aller Pflanzen in diesem Gebiet enthalten Nitrile. Kassava oder Maniok ist eines der am meisten verbreiteten Nahrungsmittel und ebenso auch eine der reichsten Nitrilquellen. Von den ursprünglich lebenden Einwohnern wurde der nitrilreiche bittere Maniok bevorzugt. Die Menschen in den Städten mit westlicher Ernährung bevorzugen die süße Kassava, die kaum Nitrile enthält. Die erste, bittere Sorte Kassava, die von denjenigen gegessen wird, die wie in einer Steinzeitkultur leben, enthält andererseits große Mengen an Nitrilen. Wenn diese ursprünglich lebenden und relativ krebsfreien Menschen in die Städte ziehen, steigt die Krebshäufigkeit unter ihnen an, sobald sie die nitrilfreie, westliche Ernährungsform übernehmen. Wie beim Rest der zivilisierten Menschheit zeigt sich auch bei ihnen Lauf der Zeit eine Krebshäufigkeit von 20 bis 25 Prozent.

7. Kapitel: Nitrile und Stoffwechsel

In keinem Gebiet der Erde, welches Vegetation trägt, fehlen Pflanzen, die Nitrile enthalten. Mehr als 30 Prozent aller tropischen Pflanzen enthalten ein Nitril. Der Bogen spannt sich weit von der nitrilreichen Prachthimbeere und dem Dreizack, die in den arktischen Gebieten wachsen, bis zur Kassava – dem Brot der Tropen.

Auf der ganzen Welt werden Pflanzen, die außerordentlich reich an Nitrilen sind, im Übermaß gefunden und dienen als Nahrung für Mensch und Tier. Alles Leben auf dieser Erde ist somit direkt oder indirekt ein Glied in der Kette des Nitrilstoffwechsels.

Diese Allgegenwart der Nitrile, normalerweise in Form von sogenannten Glykosiden in Pflanzen, spiegelt sich auch im Stoffwechsel der Lebewesen wieder, die diese Stoffe bei der Nahrungsaufnahme praktisch immer mit verzehren. Allein das Grünfutter des Viehs kann bis zu oft 15.000 mg/kg oder mehr an Nitrilen enthalten.

Eine ähnlich hohe Konzentration findet sich u. a. auch in:
– Sudan-Hirse
– weißem Klee
– Wicken
– Buchweizen
– der Alfalfa oder Luzerne
– Limabohnen
– manchen Stämmen der Grünen- oder Gartenerbse
– Quitten
– den Samen, Blättern und Wurzeln des Pfirsichs
– Kirschen

Um aus den verschiedenen Nitrilen, die ja relative stabile Zyan-verbindungen sind, freies HCN (Wasserstoffzyanid) entstehen zu lassen, müssen diese stabilen Verbindungen gespalten werden. Dies geschieht bei Mensch und Tier durch ein Enzym namens β-Glucosidase.

Nitrile, auch zyanogene Glykoside (zyanhaltige Zuckerverbindungen) genannt, haben selbst keinerlei giftigen Effekt, erst durch Spaltung des Moleküls kommt es zur Freisetzung von HCN (Blausäure), dem eigentlich wirksamen Stoff. Durch die β-Glucosidase wird der Zuckeranteil (meist Glukose) des Moleküls abgespalten und es entsteht freies Zyanhydrin. Dieses wiederum zerfällt spontan oder durch Enzymwirkung und setzt so HCN (Blausäure) frei.

Entscheidend für diesen als Zyanogenese bezeichneten Vorgang ist also die initiale Abspaltung des Zuckeranteils durch ein *spezifisches* Enzym. Das heißt, für die Spaltung der verschiedenen zyanogenen Glykoside wird jeweils ein ganz spezielles Spalt-Enzym benötigt. Um Amygdalin – Vitamin B17 – zu spalten, wird β-Glucosidase benötigt. Für die Spaltung eines anderen zyanogenen Glykosids, zum Beispiel Linamarin, wird das Enzym Linamarase benötigt.

Was geschieht nun weiter mit dem auf diese Weise entstandenen HCN? Die Entgiftung von freiem HCN erfolgt durch das Enzym Rhodanase (auch Rhodanese, Thiosulfat-Sulfur-transferase, Thiosulfat-Zyanid-Transsulfurase genannt), welches Schwefel vom Thiosulfat ($S_2O_3^{2-}$) auf Zyanid (CN^-) überträgt. Dadurch wird Letzteres zu Thiozyanat (Rhodanid, SCN^-), während das Thiosulfat zum Sulfit (SO_3^{2-}) reduziert wird.

Diese Reaktion findet in zwei Schritten statt. Im ersten Schritt wird im katalytischen Zentrum des Enzyms die disulfidische Bindung gebildet, indem der Schwefeldonor, hier Thiosulfat, sein Schwefel-Atom auf die Thiol-Gruppe im Cystein-Rest unter Bildung des Disulfans überträgt. Im zweiten Schritt

wird unter Rückbildung der Thiol-Gruppe das Substrat, hier
Zyanid, sulfidiert:

$$\text{HN} \quad \text{SH} \quad + S_2O_3^{2-} \longrightarrow \text{HN} \quad \text{S–SH} \quad + SO_3^{2-}$$

O= ... Cys-247 **1** ... O= **2**

$$\text{HN} \quad \text{S–SH} \quad + CN^- \longrightarrow \text{HN} \quad \text{SH} \quad + SCN^-$$

O= ... O=

Quelle: Wikipedia, GNU Free Documentation Lincense

Diese Reaktion ist wichtig für die Entgiftung von aufge-
nommener Blausäure, da das entstehende Thiozyanat weitestgehend ungiftig ist. Die Verabreichung von Thiosulfat (z.B. in
Form einer Natriumthiosulfat-Lösung) bei Blausäurevergif-
tungen beruht auch auf der Aktivierung dieses enzymatischen
Entgiftungssystems. Interessanterweise hat auch die Schulmedizin bis heute keine andere Aufgabe für die Rhodanase finden
können – wenn wir uns die eminent wichtige Rolle der Nitrile
zur Krebsvorbeugung vor Augen führen, ist völlig klar, warum
die Natur, die nichts ohne Notwendigkeit tut, dieses Enzym zur
HCN-Entgiftung im Organismus bereithält. Seitens der Schulmedizin, die den Zusammenhang zwischen Nitrilen, HCN und
Rhodanase (noch) nicht sieht, ist die Funktion dieses Enzyms
allerdings nicht so klar, obwohl die Entgiftungsfunktion
bekannt ist. Über eine „tatsächliche" Bedeutung herrscht bis-
lang keine Klarheit – eine Rolle als Schwefeldonor bei der Synthese von Eisen-Schwefel-Clustern für Eisen-Schwefel-Proteine
wird diskutiert. Die Entgiftung von HCN zu Thiozyanat wurde
zuerst von S. Lang 1894 beobachtet, und die enzymatischen

Aspekte wurden zuerst von K. Lang 1933 untersucht, der dem betroffenen Enzym den Namen Rhodanase gab. Diese Erkenntnisse sind also mittlerweile seit mehr als einem Jahrhundert bekannt.

Dr. Krebs berichtet über seine Forschungen weiter: „Es scheint, dass sich die Konzentration von Rhodanase oder deren Aktivität in den Geweben von Tieren in direkter Abhängigkeit vom Nitrilgehalt der für die jeweilige Art charakteristischen Ernährung verändert. Die Leber von Ratten, Kaninchen und Kühen scheint aktiver zu sein als die von Affen, Menschen, Hunden und Katzen, in absteigender Reihenfolge."

Die Aktivität der Rhodanase ist in lebenden Organismen ebenso weit verbreitet, wie es die Nitrile sind. Man hat festgestellt, dass die Wirkung der Rhodanase Versuchstiere vor Dosierungen von Zyanid oder dessen Salzen schützte, die zehnmal oder noch höher als die normale tödliche Dosis lagen. Die Konzentration von Rhodanase im Gewebe ist allgemein proportional zu der an β-Glucosidase und wirkt immer bei einem β-Glucosidase-Überschuss.

Für unsere Überlegungen ist ebenfalls wichtig, dass Rhodanase auch in Abwesenheit von β-Glucosidase auftreten kann und ebenso kann β-Glucosidase auch in Verbindung mit Krebs- oder Trophoblastenzellen bei Abwesenheit von Rhodanase alleine auftreten.

Rhodanase, β-Glucosidase, Nitrile und Thiozyanat werden beinahe überall gefunden, von den Bakterien bis hin zu den Mammutbäumen, von den Einzellern bis zum Menschen. Die beschriebene Reaktion ist weitestgehend, wenn nicht sogar völlig für das Thiozyanat im Gewebe und in Körperflüssigkeiten verantwortlich. Thiozyanat wird im Serum, Urin, Schweiß und Tränen von Mensch und Tier nachgewiesen.

Nach Verstoffwechselung in Körper wird der größte Anteil des HCN als Thiozyanat mit dem Urin ausgeschieden, eventuell etwas über den Stuhl. Beim Menschen kann ein kleiner

Prozentsatz des durch die Nitrile entstandenen HCN auch noch über die Atemluft ausgeschieden werden.

Dass β-Glucosidase im Organismus vorhanden ist, lässt sich wie folgt nachweisen: Weil HCN durch die Aktivität der Rhodanase zu Thiozyanat entgiftet und dieses dann ausgeschieden wird, belegt die Tatsache, dass aufgenommene Nitrile den Spiegel an Thiozyanat in den Körperflüssigkeiten erhöhen, dass diese zu freiem HCN gespalten wurden. Diese Spaltung wird erst durch das Enzym β-Glucosidase ermöglicht.

Die Wirkung der Rhodanase ist hochspezifisch. Sie beschränkt sich nur auf freies HCN, das, wie wir sehen konnten, durch das oben gezeigte Schema entstanden sind.

8. Kapitel: Ungefährlichkeit der Nitrile und der entstandenen Spaltprodukte

Wie wir gesehen haben, enthalten viele Lebensmittel Nitrile. Durch die spaltende Wirkung von β-Glucosidase wird HCN (Blausäure) freigesetzt. Deshalb besitzt der Organismus das Enzym Rhodanase, welches HCN in den ungefährlichen Stoff Thiozyanat umwandelt. Eine kumulierende, also eine sich im Lauf der Zeit anreichernde und verstärkende Wirkung des freien HCN ist deshalb unmöglich, sodass eine schleichende Vergiftung mit HCN nicht möglich ist.

Der Grund für diese permanente HCN-Entgiftung dürfte darin zu suchen sein, was sich am besten mit „biologischer Erfahrung" beschreiben lässt. Hiermit ist die Fähigkeit eines Organismus gemeint, mit Stoffen des täglichen Lebens angemessen umzugehen und diese wenn nötig, in eine für den Organismus unschädliche Form zu überführen, bevor der Stoff Schaden anrichten kann. Sicher ist, dass die biologische Erfahrung mit HCN im Stoffwechsel ebenso umfangreich ist, wie die mit Wasser, Sauerstoff, Stickstoff, Salz und so weiter. All diese Stoffe können für Mensch und Tier fatal sein, wenn sie in zu großen Mengen oder auf falsche Weise zugeführt werden. Als Beispiel sei hier an den Fall der 4-jährigen Angelina erinnert, der im Jahr 2006 durch die Presse ging:

Hier kurz der Sachverhalt: Die Stiefmutter der 4-jährigen Angelina lebte zusammen mit ihrem Lebensgefährten und dem gemeinsamen, vier Monate alten Sohn in einer Wohnung. Während eines kurzen unbeaufsichtigten Moments begab sich Angelina in die Küche, um heimlich Schokoladenpudding aus dem Kühlschrank zu nehmen und zu essen. Um den Pudding zusätzlich zu süßen, wollte das Kind Zucker darüber streuen, nahm stattdessen aber aus Versehen eine Packung Salz und rührte mehr als 30 g Kochsalz in den Schokoladenpudding. Nachdem sie den Pudding gekostet hatte, bemerkte sie, dass der Pudding ungenießbar war, und ließ ihn stehen. Als nun Angelinas Stiefmutter in die Küche kam und die leere Salzpackung und den ungegessenen Pudding sah, wurde sie zornig. Obwohl die Stiefmutter erkannte, dass Angelina versehentlich Salz in die Süßspeise gerührt hatte, zwang sie das sich heftig sträubende Kind durch Drohung mit Schlägen, den Pudding vollständig auszulöffeln. Sie nahm dabei in Kauf, dass der Verzehr des versalzenen Puddings zu Übelkeit, Magenverstimmung oder Bauchschmerzen führen würde – sie wusste jedoch nicht, wie viel Salz genau der Pudding enthielt. Sie wusste ebenfalls nicht, dass die Aufnahme von 0,5 bis 1 g Kochsalz pro Kilogramm Körpergewicht meistens tödlich ist. Wenig später klagte Angelina über Übelkeit und musste erbrechen. Kurz darauf setzte starker Durchfall ein und der Zustand des Kindes verschlechterte sich im Verlauf der nächsten halben Stunde zusehends, bis sie kaum noch reagierte. Nun brachte die Stiefmutter Angelina ins Krankenhaus, wo eine starke Kochsalzvergiftung diagnostiziert wurde. Angelina verstarb trotz sofortiger Notfallbehandlung zwei Tage später. Der Vierte Strafsenat des BGH wertete in seinem Urteil vom 16. März 2006 die Gabe eines mit Kochsalz vergifteten Puddings an ein vierjähriges Kind als gefährliche Körperverletzung. Da schon 0,5 bis 1,0 g Kochsalz pro Kilogramm Körpergewicht eine tödliche Wirkung haben kann, könne im Einzelfall auch ein an sich unschädlicher Stoff des täglichen Bedarfs die Eigenschaft eines Giftes haben (Az.: 4 StR 536/05).

Wir sehen an diesem Beispiel sehr drastisch, dass auch an sich harmlose und für den Körper sogar notwendige Stoffe bei zu rascher und zu reichlicher Zufuhr tödlich sein können. Die dem Organismus „sehr gut bekannten" Nitrile sind also ein wesentlicher Bestandteil seiner biologischen Erfahrung. Hierzu ein Zitat von Dr. Ernst T. Krebs:

„Als Resultat einer beinahe urzeitlichen Unkenntnis oder Aberglauben gegenüber HCN, hervorgerufen durch Beobachtungen über die schnelle Tödlichkeit in Tagen, als die Chemie noch kaum als Wissenschaft entstanden war, entwickelte sich eine mächtige Abneigung gegen Zyanid. Zyanid wurde wegen seiner Giftigkeit zusammen mit Zellgiften, die der biologischen Erfahrung des Organismus völlig fremd sind, wahllos und falsch eingestuft. Unglücklicherweise hat sich dieses alte Missverständnis unter Botanikern, Physiologen, Toxikologen und sogar Pharmakologen fortgesetzt. Und in ihrer kulturell hervorgerufenen Angst vor oder Antipathie gegen Zyanid als Gift, haben sie unwissend die angemessene Beobachtung und Untersuchung eines besonders wichtigen Faktors in der Physiologie der Pflanzen und Tiere verhindert."

Eine Atmosphäre aus reinem Stickstoff oder reinem Kohlendioxid ist genauso tödlich wie eine Atmosphäre aus reinem HCN. Übrigens ist weder Kohlendioxid, Stickstoff oder Kochsalz in der Lage, irgendeine chronische oder kumulative Giftigkeit zu entwickeln, da sie im Körper völlig entgiftet werden. Das Beispiel einer typischen kumulativen Giftwirkung ist die sich im Lauf der Zeit verstärkende Wirkung von Schwermetallen. Der Körper kann diese nicht gut entgiften und so sammeln sich im Lauf der Zeit immer größere Mengen im Organismus an und die Giftwirkung steigt.

Wie wir im Folgenden sehen werden, haben Schafe im Experiment innerhalb einer Stunde 460 mg HCN verabreicht bekommen, ohne die geringsten Anzeichen einer akuten Vergiftung zu zeigen; und über einen Zeitraum von zwei Jahren erhielten sie täglich 210 mg ohne einen Hinweis auf irgendeine Art kumulativer Toxizität, Resistenz oder Immunität gegen HCN. Diese biologische Erfahrung des Organismus mit HCN hat Parallelen zu denen mit Wasser, Natriumchlorid (Salz) und anderen Verbindungen. Forscher wie Coop und Blakely untersuchten diese Frage und kamen zu dem Schluss, dass es unmöglich ist, für Verbindungen, die durch die Nahrung Teil der biologischen Erfahrung von Pflanzen und Tieren sowie ein angeborener Teil ihrer Physiologie sind, irgendeinen kumulativen toxischen Effekt hervorzurufen (Coop u. Blakely: *New Zealand Jnl. Of Sc. And Tech*, 28.2.1949, S.277; ibid. 31: (3) 1; ibid. Feb. 1950, S.45).

Bei Untersuchungen durch die Gruppe um Dr. Ernst T. Krebs lag die LD 50 (letale Dosis, bei der 50 Prozent der Versuchstiere starben) für das Nitril Amygdalin bei Ratten bei 4,5 gr/kg Körpergewicht. Solch einer Dosis würden 315 Gramm intravenös zugeführtes Nitril bei einem 70 kg schweren Probanden entsprechen. Dr. Krebs: „Diese 'Giftigkeit' wird am besten mit der von Dextrose (Traubenzucker) verglichen."

Wie kommt es nun zu der weitverbreiteten Ansicht, dass speziell bittere Aprikosenkerne besonders gefährlich seien? Ein Erklärungsansatz ist folgender:

1964 erschien im Juniheft des *Gourmet Magazine* ein Artikel, der besagte, dass, da China keine echten Mandeln habe, der Aprikosenkern an deren Stelle benutzt wird. Dieser Artikel brachte die Frau eines Physikers dazu, eine Warnung vor dem Gebrauch von Aprikosenkernen als Nahrung an den Herausgeber zu schreiben. Der Herausgeber teilte diese Meinung eine Zeit lang, bis er die *U.S. Food and Drug Administration*, das *Poison Control Center of New York City*, das *Department of Public Health* und andere konsultierte. Der Konsens war, dass die Samen für den menschlichen Gebrauch sicher seien, da die Mengen gewöhnlich gering seien und das Kochen eine weitere Sicherheit darstelle (durch Erhitzung wird die β-Glucosidase zerstört).

Die Produkte der HCN-Entgiftung, wie Glukose, Thiozyanat und Benzoesäure, sind für die Stoffwechselvorgänge des Organismus ganz normale Verbindungen. Sie zeigen, wie selbstverständlich der Organismus mit Nitrilen umgeht. Wenn auf diesen offensichtlichen Tatsachen beinahe bis zur Lächerlichkeit herumgeritten wird, dann deshalb, weil bis heute viele Menschen offensichtlich in Unkenntnis der Tatsache sind, dass Nitrile aus der Nahrung im Organismus gespalten werden und so freies HCN entsteht. Dieses HCN wird durch das Enzym Rhodanase zu Thiozyanat entgiftet, um so den Organismus zu schützen.

Die genannten Beispiele wurden deshalb ausgesucht, um die Allgegenwart des biologischen Vorkommens und der Erfahrung aller Lebensformen nicht nur im Fall der Nitrile, sondern auch in Bezug auf β-Glucosidase, Rhodanase und Thiozyanat zu verdeutlichen. Ebenso lässt sich so die daraus folgende selektive Empfindlichkeit von Zellen mit einem Rhodanasemangel den giftigen Wirkungen von HCN gegenüber klarer machen.

Eine Giftwirkung des aus Nitrilen freigesetzten HCN kann nicht auftreten, wenn das Maß der Freisetzung durch β-Glucosidase auf einem etwas geringeren Niveau abläuft als das der Entgiftung von HCN durch Rhodanase in Gegenwart von verfügbarem Schwefel. Für alle praktischen Belange scheint die Entstehung von freiem HCN aus den Nitrilen, die aus Pflanzen der Nahrung stammen, ungefähr die gleichen Werte zu haben wie bei den entsprechenden synthetischen Nitrilen, die in reiner Form zugeführt wurden.

Was also ist dann die „giftige Dosis" für Nitrile oder HCN? Die Giftigkeit der Nitrile oder des Zyanid-Ions ist offensichtlich nicht absolut, sondern hängt von zwei Faktoren ab:

1. Von der Rate der HCN-Freisetzung aus den Nitrilen und der Rate der Aufnahme der Zyanid-Ionen durch den Organismus.
2. Von der Rate der Zyanid-Entgiftung durch Rhodanase zu Thiozyanat in Gegenwart von brauchbarem Schwefel.

Solange Rate 2 größer als Rate 1 bleibt, ist eine Giftigkeit von HCN aus den Nitrilen offensichtlich nicht möglich.

Im Organismus ist Schwefel zum Beispiel in den Amino-
säuren Cystein/Cystin und Methionin - und in allen darauf
aufbauenden Peptiden, Proteinen, Koenzymen und prostheti-
schen Gruppen - enthalten. Weiterhin ist er auch in einigen
Kofaktoren wie Biotin und Thiaminpyrophosphat enthalten.
Wie oben dargestellt, ist unter normalen Bedingungen die Ent-
giftungsrate immer höher als die der Entstehung von freiem
HCN.

9. Kapitel: Einsatz in der Praxis

Dieses Kapitel wird sicher die meiste Aufmerksamkeit auf sich ziehen, wäre jedoch ohne die vorangegangenen Kapitel ohne Fundament – viele der folgenden Aussagen sind ohne die entsprechenden Vorkenntnisse gar nicht oder nur falsch verständlich. Aus Unkenntnis der Vorgeschichte, der Zusammenhänge und Grundlagen resultiert dann schnell all das, was an Unwissen, Halb- und Unwahrheiten landläufig über Vitamin B17 kursiert. Eine genaue Anleitung über den Einsatz von Vitamin B17 ist im Rahmen eines allgemein verständlichen Sachbuchs nicht möglich, da hier auf ein gewisses Maß an Fachwissen aufgebaut werden müsste, das bei Laien unmöglich vorausgesetzt werden kann.

Forschungsarbeiten zum therapeutischen Einsatz von Nitrilen bzw. dem durch enzymatische Spaltung entstehenden freien HCN gab es schon vor Jahrzehnten. So beobachteten Brown, Wood und Smith in einer Arbeit über *Natriumzyanid als Chemotherapeutikum bei Krebs (…) Labor- und Klinische Studien* (Am. J. Obst. & Gynec. 80: 907, 1960) eine entsprechende Freiheit des Zyanids von kumulativer Giftigkeit, sowohl bei Mäusen als auch bei menschlichen Patienten: „Die Erholung und Rekonvaleszenz der Patienten, die mit Natriumzyanid behandelt wurden, war nicht von der der Patienten zu unterscheiden, die kein Zyanid erhalten hatten. *Es konnte keine verspätete klinische Toxizität beobachtet werden.* Alle Patienten erholten sich schnell von der Zyanidbehandlung und keine latenten oder bleibenden Effekte konnten bemerkt werden." (Kursiv durch den Autor.)

Brown und Mitarbeiter berichten von therapeutischen Effekten, zum Beispiel:
- Verlängerung der Lebenserwartung
- Verkleinerung der Geschwulst
- geringere Schmerzen bei Labortieren, Hunden und Menschen

Sie waren jedoch durch den maximalen sicheren Spitzenwert von ca. 0,8 mg an Zyanid-Ionen pro kg Körpergewicht begrenzt, eine Einzelmenge, die dem menschlichen Gewebe sicher verabreicht werden kann.

Wenn die Zyanid-Ionen stetig so zugeführt werden könnten bzw. entstehen würden, dass ein Wert von 0,8 mg/kg Körpergewicht an freiem HCN erreicht, durch die entgiftende Tätigkeit des Enzymsystems jedoch nie überschritten werden würde, könnte die Zeit der Zyanid-Exposition unendlich ausgedehnt werden.

Dass parenteral (unter Umgehung des Verdauungstrakts) zugeführte Nitrile ebenso Gegenstand der entgiftenden Kapazitäten der Rhodanase sind, wird durch zahlreiche Studien belegt, welche von keiner parenteralen Giftigkeit beim Nitril Amygdalin berichten.

Ein wichtiger Hinweis hierzu: Die folgende Aussage wird durch das biochemische Gutachten, das dem im Anhang aufgeführten Urteil des OVG Hannover zugrunde liegt, ganz aktuell völlig bestätigt.

Die Wirksamkeit von HCN bei Versuchstieren mit Krebs wurde bereits von Wissenschaftlern mehrfach nachgewiesen.[2]

Sie beschrieben alle Tumorrückbildungen bei den Versuchstieren nach dem Einsatz von HCN oder dessen Salzen. Unglücklicherweise lagen damals die therapeutisch wirksame und die tödliche Dosis der verwendeten Präparate so nahe beieinander, dass der weitere Einsatz nicht praktikabel war. Erst Dr. Ernst T. Krebs und seine Mitarbeiter brachten die Untersuchungen zum therapeutischen Einsatz von HCN den entschei-

---

[2] Karzaq, L. und Csaba, M.: „Biologie der Tumoren auf Grund von Heilungsuchen", in: Med. Klin., 23, 1413–1415, 1927;

Crabtree, H.G., Cramer, W.: „The action of Radium on Cancer cells; I. Effect of Hydrocynic Acid, Iodoacetic acid, and Sodium Flouride on the metabolism and transplantability of Cancer cells", in: Proc. Roy. Soc. London, Ser. B, 113, 226-238, 1932;

Maxwell, L.C., Bischoff, F.: „Studies in Cancer chemotherapy. Effect of CO, HCN, and Pituitrin upon Tumor Growth", in: J. Pharma. & Exper. Therap., 49, 270–282, 1933;

Perry, I.H.: „Effect of Prolonged Cyanide Treatment on Body and Tumor Growth in Rats", in: Am. J. Cancer, 25, 592–598, 1935.

denden Schritt voran. Durch diese Arbeiten wurde der Einsatz eines synthetisch hergestellten Nitrils möglich, das heute unter den verschiedensten Namen bekannt ist:
– Laetrile
– Vitamin B17
– Amygdalin
– Mandelonitril

Wobei Amygdalin und Mandelonitril eigentlich die Bezeichnungen für ein natürliches zyanogenes Glykosid sind. In diesem Buch wird die in Deutschland und auch international weit verbreitete Bezeichnung Vitamin B17 beibehalten, gleichgültig, ob es nun zu den Vitaminen gezählt wird oder nicht.

Es geht also darum, dem Körper einen Stoff zur Verfügung zu stellen, der ohne Risiko für den Patienten in entsprechender Dosierung und über längere Zeit verabreicht werden kann, und der erst an der Krebszelle durch Spaltung HCN freisetzt. Wie die oben genannten Wissenschaftler festgestellt haben, ist HCN in der Lage, Tumoren gezielt zur Rückbildung bzw. zum Verschwinden zu bringen.

Von besonderer Wichtigkeit ist es, sich den gesamten Wirkmechanismus zu vergegenwärtigen, was durch die Grafik auf S. 65 veranschaulicht werden soll.

Folgende Tabelle gibt einen Überblick über die einzelnen Faktoren, das Geschehen und die daraus entstehenden Endprodukte:

Faktoren	Ursprung	Geschehen	Endprodukt
Beta-Glucuronidase *	endogen im Körper vorhanden; sehr stark erhöht in Läsionen, die durch östrogenähnliche Steroide induziert sind	entgiftet östrogenähnliche Steroide und hydrolysiert Glucuronat	Estrogen-Beta-Glucoronat, Aglycone und Zucker

63

Faktoren	Ursprung	Geschehen	Endprodukt
Rhodanase *	endogen im Körper vorhanden, fehlt in kanzerogenen Veränderungen	entgiftet HCN	Thiozyanat
HCG, humanes Choriongonadotropin	Wird nur vom zellulären Trophoblasten produziert	hemmt Rhodanase	bleibt unverändert
Östrogenähnliche Steroide	Syzytia der Trophoblasten	ruft Beta-Glucuronidase im umgebenden Gewebe hervor	Estrogen-Beta-Glucoronat

* Als Enzyme erscheinen Beta-Glucuronidase und Rhodanase nicht im Endprodukt.

Es stehen für Vitamin B17 eine feste und eine flüssige Darreichungsform und damit verschiedene Verabreichungsmöglichkeiten zur Verfügung:

- Vitamin B17 in fester Form, meist als Tabletten zu 250 oder 500 mg
- Vitamin B17 in flüssiger Form, als Tropfen, Dosierung von der Zahl der Tropfen abhängig
- Vitamin B17 als Lösung zur Injektion. Hier sind meist Ampullen mit 10 ml bzw. 20 ml erhältlich; Wirkstoffgehalt meist 1.000 mg oder 3.000 mg.

Die Möglichkeiten der Injektionslösungen sind vielfältig, in seinem Artikel *Laetrile – The Ideal Cancer Drug?* beschreibt Dr. Manuel D. Navarro die Injektionsmöglichkeiten wie folgt:

- subkutan (unter die Haut)
- intramuskulär (in den Muskel)

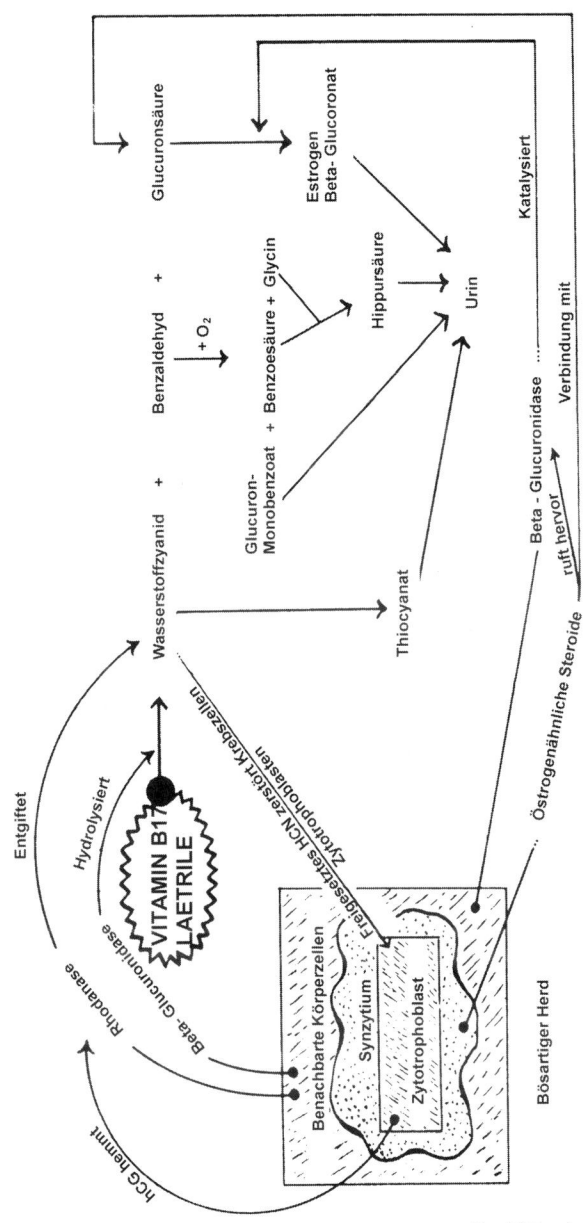

Der Vitamin-B17-Kreislauf
Quelle: P. Kern

- intravenös (in die Vene)
- intraperitoneal (in die Bauchhöhle)
- intrapleural (in die Brusthöhle)
- intratumoral (in das Tumorgewebe)

Bei geschwürartigen Tumoren kann Vitamin B17 auch unter eine Salbe gemischt werden und so direkt auf die offenen Stellen aufgebracht werden. Es besteht auch die Möglichkeit, eine Vitamin-B17-Lösung direkt auf das Verbandsmaterial zu geben.

Es bestehen noch weitere Möglichkeiten einer Optimierung der Vitamin-B17-Wirkung. Da diese an die Fähigkeiten des Therapeuten bereits höhere Anforderungen stellen bzw. auch einem entsprechend ausgebildeten und versierten Arzt vorbehalten sind, soll hierauf an dieser Stelle nicht weiter eingegangen werden.

Von größter Wichtigkeit ist ein genaues Studium der verschiedenen Fallberichte, die verfügbar sind. Aus diesen Berichten lassen sich verschiedene Behandlungsschemata ableiten, die sich vor allem in zwei wesentlichen Punkten unterscheiden:

- in der Dosierung und der Dauer der intravenösen Vitamin-B17-Gaben
- in der zusätzlichen Gabe weiterer Präparate

Da sich die therapeutischen Gaben von Vitamin B17 ohne weiteres mit anderen Therapieansätzen, insbesondere auch mit den Ansätzen der Schulmedizin, kombinieren lassen, sind diese erweiterten Schemata sicher interessant. Da der Schwerpunkt hier jedoch auf dem Einsatz von Vitamin B17 vor dem Hintergrund der Trophoblastenthese und ihren therapeutischen Konsequenzen liegt, werde ich auf diese erweiterten Schemata nur am Rande eingehen.

Eine Bemerkung sei mir jedoch in Bezug auf die zusätzlichen Gaben der verschiedenen Präparate erlaubt: Dient die Gabe weiterer Präparate wirklich einem therapeutischen Zweck, den Sie als Patient nachvollziehen können, dann sehe ich kein Problem darin. Dient die Gabe der verschiedensten Präparate jedoch vor allem dazu, die Kasse der Vertriebsfirmen zu füllen, dann lassen Sie besser die Finger davon.

Ein Tipp hierzu: Vorteilhaft ist es, wenn Sie die finanziellen Möglichkeiten haben, die empfohlenen Präparate selbst zu kaufen, dann haben Sie die Kontrolle und können eventuelle andere Bezugsmöglichkeiten selbst ermitteln und so die Preise vergleichen. So werden Sie rasch zum mündigen und aktiven Teilnehmer des therapeutischen Geschehens und sind in der Lage, das ganze Geschehen mit dem Therapeuten zusammen zu konzipieren.

Hier stimme ich voll und ganz mit Dr. Mellado, einem Arzt der Klinik *Oasis of Hope* in Mexiko, überein. Diese Klinik arbeitet seit Jahrzehnten mit Vitamin B17 und hat enorme Erfahrung in der alternativen Krebstherapie. Dr. Mellado vertrat schon in den ausgehenden 1970-er Jahren die Auffassung, dass die Patienten nicht ohne Überwachung beziehungsweise nicht ohne entsprechende Untersuchung auf einen Mangel an bestimmten Vitaminen, Mineralien und Spurenelementen unnötigerweise diverse ergänzende Mittel einnehmen sollten. Wird durch eine Untersuchung, zum Beispiel die Vollblutanalyse, ein Mangel festgestellt, dann kann dieser zielgerichtet ausgeglichen werden.

Eines der Anliegen und Vorteile der Vitamin-B17-Therapie ist die Vermeidung der weit verbreiteten übermäßigen und zusätzlichen Einnahme diverser Präparate. Grundsätzlich lässt sich für die Praxis Folgendes festhalten: Die ergänzende Gabe einiger zusätzlicher Präparate wird auch schon von Dr. Krebs in seinen Schriften erwähnt. Es ist wichtig, zu hinterfragen, was mit der Einnahme eines bestimmten Mittels bezweckt werden soll.

So empfahl Dr. Krebs damals bereits die Gabe von Pangam-säure, auch bekannt als Vitamin B15. Da der Organismus in der Lage ist, Pangamsäure selbst zu bilden, ist Pangamsäure kein essenzieller Stoff. Die Gabe von Pangamsäure scheint, so Dr. Krebs, die Leberfunktion in Hinblick auf die Entgiftung der durch die Vitamin-B17-Therapie anfallenden Tumorbestand-teile zu verbessern. Heute wird diese Funktion als antioxidative Wirkung beschrieben. Sie kann aber auch durch andere Maß-nahmen erreicht werden. Als Antioxidans lässt sich Pangam-säure sehr gut durch reduziertes L-Glutathion ersetzen, dass im Ausland auch in einer injizierbaren Form auf Markt ist. An die-sem Beispiel erkennt man bereits die Problematik einer starren, „blinden" Übernahme von beispielsweise im Internet kursie-renden Therapieschemata. Auf diese Weise gehen dem Patien-ten schnell wichtige finanzielle Ressourcen für unnötige Pro-dukte verloren, die anderweitig besser eingesetzt würden.

Dr. Krebs und viele andere seiner Zeit haben Patienten mit Dosen von 1.000 mg Vitamin B17 i.v. (intravenös) pro Tag, manchmal auch jeden zweiten Tag behandelt. Diese Dosierung wurde je nach Erfolg beziehungsweise Befinden des Patienten angepasst. So wurde die Initialdosis von 1.000 mg bei einem Patienten schon nach 6 Tagen auf 1.000 mg jeden zweiten Tag reduziert, bei einem anderen Patienten wurde die Initialdosis von 1.000 mg über zwei Monate hinweg täglich verabreicht und dann vor dessen Entlassung aus dem Krankenhaus sogar noch auf 3.000 mg pro Tag gesteigert.

Die reduzierte Dosis wurde wiederum an das Befinden des Patienten angepasst. Meist wurde die intravenöse Gabe auf zwei bis drei Injektionen wöchentlich reduziert, wenn die Entwick-lung weiter positiv verlief, wurde dann oft auf eine wöchent-liche Injektion reduziert, wobei an den injektionsfreien Tagen eine orale Gabe von Vitamin B17 erfolgte. Diese reduzierte Behandlung mit wöchentlichen Injektionen wurde dann oft-mals für längere Zeit fortgeführt. Von besonderer Wichtigkeit war den Mitarbeitern um Dr. Krebs nicht allein eine Verlängerung der Lebenserwartung, sondern ebenso die Verbesserung des Befindens der Patienten. Mittlerweile werden auch deutlich höhere Dosierungen von bis zu 15.000 mg beschrieben beziehungsweise eingesetzt, in dieser Größenordnung empfiehlt sich die Gabe als intravenöse Infusion. Selbst solche große Dosen an Vitamin B17 werden sehr gut vertragen.

Nebenwirkungen können, wenn überhaupt, vor allem ähnlich einer sogenannten Jarisch-Herxheimer-Reaktion durch den raschen Zerfall von Tumorzellen auftreten; es empfiehlt sich deshalb bei sehr schwachen Patienten eine einschleichende Steigerung der Dosis. Die Jarisch-Herxheimer-Reaktion ist eine bis zu mehreren Tagen andauernde Reaktion des Körpers auf Bakteriengifte, die durch den therapiebedingten Zerfall einer großen Menge von Erregern entstehen und zur Freisetzung von Entzündungsbotenstoffen führen. Ähnliches kann auch beim Zerfall einer großen Menge von Tumorzellen geschehen. Typische Symptome sind plötzlich auftretendes Fieber (auch mit Schüttelfrost) sowie eine Verschlimmerung der Symptome. Im Prinzip können diese Symptome als ein Anzeichen der Wirksamkeit einer effektiven Therapie angesehen werden.

Nach Beginn einer effektiven Behandlung kann es im Rahmen einer Reaktion, ähnlich der sogenannten Jarisch-Herxheimer-Reaktion, zu einer Gefäßverengung mit Blutdruckanstieg, Blässe und Schüttelfrost kommen. In der Folgezeit kann die Symptomatik ins Gegenteil umschlagen. Es kommt dann zu einer Gefäßerweiterung mit Hautrötung und Blutdruckabfall. Das kann einhergehen mit Kopf-, Muskel- und Gelenkschmerzen, großer Müdigkeit und Abgeschlagenheit. Durch eine prophylaktisch einschleichende Therapie kann diese Reaktion vermieden werden. Durch andere Maßnahmen (vermehrtes Trinken, Bäder) können die Symptome günstig beeinflusst werden.

Eine Situation, wie sie beim lebensbedrohlichen Tumorlyse-

Syndrom beim Einsatz aggressiver Chemotherapeutika entstehen kann, ist hier nicht zu erwarten. Wir halten also fest:

- Vitamin-B17-Gaben erfolgen meist intravenös oder oral, mit Dosierungen im Bereich von 1.000 mg bis 15.000 mg pro Tag.
- Die Dauer der täglichen Infusionen kann variieren und sich über mehrere Wochen erstrecken.
- Weiterbehandlung mit Infusionen zwei- bis dreimal pro Woche über mehrere Wochen
- Weiterbehandlung mit Infusionen einmal pro Woche über mehrere Monate
- Die Verabreichung eines Antioxidans wie Pangamsäure (oder reduziertes L-Glutathion) hat sich bewährt.
- Orale Gabe von Vitamin B17 in einer dauerhaften Größenordnung von 1.000 mg.

Dies sind die wesentlichen Bestandteile der Vitamin-B17-Therapie, wie sie von Dr. Krebs und anderen in den Jahren um 1950/1960 mit Erfolg eingesetzt wurde. Im Laufe der Zeit wurde diese Art der Behandlung noch weiter ausgebaut. So zeigte die Erfahrung, dass die zusätzliche Gabe von Enzymen der Bauchspeicheldrüse eine Verbesserung der Vitamin-B17-Gaben bewirkte. Dies deckt sich auch mit den bereits beschriebenen Erkenntnissen von Prof. Beard.

Hier scheint folgender Mechanismus zum Tragen zu kommen: Es ist auch aufseiten der Schulmedizin seit Langem bekannt, dass bei bestimmten Krebsarten veränderte Eiweiße, sogenannte Mucine, zu finden sind. Diese Mucine sind negative geladene Moleküle. So tritt zum Beispiel das Eiweiß Mucin-1 in veränderter Form häufig bei Brustkarzinomen und einigen anderen Krebsarten auf. Die körpereigene Abwehr erkennt dieses jedoch offensichtlich nicht als „fremdes" Eiweiß, sonst würde die Vernichtung der entsprechenden Zellen unmittelbar in Wege geleitet.

Die Enzyme der Bauchspeicheldrüse sind in der Lage, solche Eiweiße zu spalten. Trypsin zum Beispiel ist ein solches Enzym, das Eiweiße zersetzt. Trypsin gehört zu den sogenannten Endopeptidasen, die Eiweißmoleküle an bestimmten Stellen innerhalb der Eiweißkette spalten. Anders als bei den meisten Enzymen sind Enzyme wie Trypsin und Chymotrypsin nicht auf bestimmte Eiweiße spezialisiert, sondern auf bestimmte Strukturmerkmale von Eiweißen – das ist insbesondere für den Verdauungsvorgang wichtig, da der Organismus sonst für jede Art von Eiweiß ein eigenes Enzym zur Spaltung benötigen würde. Stehen nun im Organismus nicht genügend Enzyme zur Spaltung der „Krebsmucine" zu Verfügung, ist das körpereigene Abwehrsystem nicht oder nur ungenügend in der Lage, diese Zellen, die das veränderte Mucin produzieren, zu zerstören. Aus diesem Grund ist also eine ergänzende Gabe von Enzymen der Bauchspeicheldrüse in der Tat sinnvoll.

Die verschiedenen, zum Teil im Internet kursierenden Therapieschemata weichen teilweise erheblich von diesen aus der Praxis entwickelten, einfachen therapeutischen Ansätzen ab. Die Wirksamkeit des Vitamins B17 wird dadurch weder verstärkt noch vermindert. Das soll an einem Beispiel verdeutlicht werden: Das Behandlungsschema von Dr. Binzel aus den USA sieht zusätzliche Gaben von Zink vor. Dr. Binzel ist der Meinung, dieses zusätzliche Zink sei der „Transporter" für Vitamin B17, ohne Zinkzufuhr würde Vitamin B17 kaum wirken. Das Behandlungsschema der Klinik *Oasis of Hope* sieht dies jedoch nicht vor – und doch hat sie seit Jahrzehnten weltweit eine absolute Sonderstellung in der alternativen Krebsbehandlung mit Vitamin B17.

Daher bin ich der Meinung, dass eine „minimalistische Therapie", basierend auf den Erfahrungen der Pioniere dieser Therapieform und in Kombination mit den jahrelang gesammelten Erfahrungen der Praktiker in den Praxen, sicher eine gute Grundlage ist, auf der man aufbauen kann.

Zum Ende des Kapitels möchte ich noch auf Folgendes hinweisen:

Einerseits: Bei jeder Krebserkrankung gibt es für den Patienten einen „Point of no Return" (Punkt ohne Wiederkehr). Damit wird der Zeitpunkt bezeichnet, ab wann Entwicklungen nicht mehr rückgängig gemacht bzw. Entscheidungen nicht mehr revidiert werden können. Ebenso erreicht beispielsweise ein Flugzeug diesen Punkt, wenn es von einem Flugzeugträger startet und beim Flug über den Ozean mehr als die Hälfte des Treibstoffs verbraucht hat. Eine sichere Rückkehr zum Flugzeugträger ist dann nicht mehr möglich. Dieser Punkt ist beim Patienten dann erreicht, wenn durch die Krebserkrankung bereits zu große Teile der lebensnotwendigen Organe beziehungsweise Gewebe zerstört worden sind. Selbst wenn durch die Gabe von Vitamin B17 die Krebszellen absterben, bleibt doch ein irreparabler Schaden, der mit dem Leben nicht mehr zu vereinbaren ist. Um dies zu illustrieren, gebrauchte Dr. Krebs folgendes Bild: Bei einer Schussverletzung verstirbt der Verletzte nicht an der zweifellos vorhandenen schädlichen Wirkung des Bleis der Kugel, sondern an den entstandenen Gewebeschäden.

Andererseits: Aus ethisch-moralischen Gründen bin ich persönlich der Meinung, auch bei Patienten, die nach menschlichem Ermessen austherapiert sind und bei denen keine Hoffnung auf Heilung mehr besteht, sollte auf ausdrücklichen Wunsch hin eine Therapie durchgeführt werden, sofern dies noch möglich ist. Zum einen weiß niemand, ob gerade bei diesem Patienten der „Point of no Return" überhaupt schon erreicht oder gar überschritten wurde – zum anderen ist es aus meiner Sicht auch danach ein wichtiger Faktor in der Verarbeitung des ganzen Geschehens, sowohl für den Patienten, wie auch für die Angehörigen, wenn man sagen kann, dass alles für den Patienten getan wurde.

10. Kapitel: Ernährung und Vorbeugung

Die Frage der begleitenden Maßnahmen und einer an Nitrilen reichen Ernährung sollte mindestens ebenso ernst genommen werden, wie das vorangegangene Kapitel. Zuerst wollen wir uns der Ernährung zuwenden, die, wie wir gesehen haben, der entscheidende Punkt in der Geschichte der Entdeckung des Vitamins B17 ist.

Noch einmal zur Erinnerung: Bei allen krebsfreien Völkern findet sich in der Nahrung ein hoher Anteil an Bitterstoffen, den sogenannten Nitrilen. Dr. Krebs verwendete die englische Bezeichnung „Nitrilosid" bzw. „Nitrilosides". Die nahe liegende Übersetzung „Nitrilosid/Nitriloside" ist im Deutschen jedoch nicht gebräuchlich, die korrekte Übersetzung muss wie erwähnt „Nitril" bzw. „Nitrile" lauten. Einige kurze Anmerkungen zu den Bezeichnungen, die leider weitestgehend synonym verwendet werden – was jedoch nicht korrekt ist –, scheinen mir angebracht, um ein wenig Klarheit in die verwendeten Bezeichnungen zu bringen. Da dies kein Fachbuch für Chemiker sein kann, werden wir mit ein paar Ungenauigkeiten bei den Formeln und Bezeichnung leben müssen. Aus Gründen der Verständlichkeit lässt sich das nicht vermeiden.

Nitrile sind eine Gruppe chemischer Verbindungen mit der allgemeinen Formel:

$$R-C\equiv N$$

Quelle: P. Kern

Die funktionelle Gruppe aus Kohlenstoff und dreifach gebundenem Stickstoff wird als Nitril- oder Zyanogruppe bezeichnet. R ist der organische Rest. Die Nitrile leiten sich formal vom

Zyanwasserstoff (Blausäure, HCN) ab, wobei das Wasserstoff-
atom des Zyanwasserstoffs durch einen organischen Rest
ersetzt wird:

$$H-C\equiv N$$

Quelle: P. Kern

Die oft gebrauchte Bezeichnung „Zyanid" für Zyanwasserstoff
ist so nicht korrekt. So werden eigentlich nur die Salze der Blausäure bezeichnet, also zum Beispiel Kaliumzyanid.

Weiterhin findet sich sehr häufig auch die Bezeichnung
„zyanogene Glykoside". Glykoside sind Moleküle, in welchen
ein sogenannter Zucker an einen anderen Teil gebunden ist. Im
Fall der zyanogenen Glykoside also an eine Zyanogruppe.

In den Schriften aus den 1960er- und 1970er-Jahren werden auch wilde Beeren als reich an Vitamin B17 angesehen.
Hier geht es vor allem um die Gruppe der Anthozyane. Anthozyane (von griechisch *anthos* = Blüte, Blume und *kyáneos* =
dunkelblau) sind wasserlösliche Pflanzenfarbstoffe, die in
nahezu allen höheren Pflanzen vorkommen und den Blüten
und Früchten die rote, violette, blaue oder blauschwarze Färbung geben. Sie gehören zu den Flavonoiden. Die Stoffgruppe
der Anthozyane selbst lässt sich in die zuckerfreien Antho-
zyanidine (Aglykone) und die zuckerhaltigen Anthozyane
(Glykoside) unterteilen. Deshalb können Anthozyane nicht
unter der Gruppe der zyanogenen Glykoside aufgeführt werden. Die Anthozyane werden zu den sekundären Pflanzenstof-
fen gezählt. Sie sind als Lebensmittelzusatzstoff unter der
E-Nummer 163 zugelassen. Es sind etwa 250 Anthozyane
bekannt.

Aus den geringen Anthozyan-Konzentrationen im Urin
schließt die Schulmedizin, dass Anthozyane nur schlecht vom
Organismus aufgenommen werden. Aus Sicht der Erfahrungen
mit Vitamin B17 liegt der Schluss nahe, dass sie sehr wohl

resorbiert, durch die bekannten Enzyme gespalten und, nachdem sie ihre krebsverhütende Wirkung entfaltet haben, entgiftet und ausgeschieden werden. Anthozyane sind nur in sehr geringem Maße toxisch, aus Pflanzen aufgenommene Anthozyane stellen sicher keine Gefahr dar.

Welche Pflanzen sind nun reich an den vorgenannten Stoffen beziehungsweise Stoffgruppen?

Generell gilt, dass der Gehalt an zyanogenen Glykosiden in Pflanzen stark schwanken kann. Aus meiner Sicht empfiehlt sich deshalb, wenn irgend möglich, die Pflanzen zu kosten. Je bitterer die Pflanze schmeckt, desto höher ist der Anteil an Vitamin B17. Bei den Anthozyanen könnte eventuell die dunklere Färbung ein Anhaltspunkt sein, Belege hierfür habe ich jedoch leider bisher nicht finden können. In Kapitel 13 auf S. 94 finden Sie Listen von Pflanzen und Lebensmitteln mit hohem Gehalt an Vitamin B17 beziehungsweise an Anthozyanen. In allen Fällen ging es Dr. Krebs um die bei den jeweiligen Stoffen vorhandene Zyanogruppe.

Nachdem nun diese Begriffsverwirrung klargestellt werden konnte, wird auch verständlich, warum so viele verschiedene Pflanzen als reich an Vitamin B17 bezeichnet werden – die eine Pflanze ist reich an Anthozyanen, die andere an zyanogenen Glykosiden.

Zur Frage der möglichen Giftigkeit unserer Lebensmittel füge ich hier ein Zitat ein von Dirk Selmar (Botanisches Institut u. Botanischer Garten der TU Braunschweig) über die HCN-Entgiftungskapazität des Menschen: „Da die Menschen, wie alle Säugetiere, ein gut funktionierendes Entgiftungssystem für Blausäure besitzen, ist die letale (tödliche) Dosis relativ hoch: Sie beträgt für einen Erwachsenen etwa 50 Milligramm (mg) freier Blausäure pro Tag. Die kleinen Mengen HCN, die sich in der überwiegenden Zahl der Nahrungsmittel finden, stellen für uns überhaupt kein toxikologisches Problem dar. In der Leber eines Erwachsenen können durch die Aktivität der Rhodanase, eines Enzyms, das Blausäure zum relativ ungiftigen Rhodanid umbaut, problemlos pro Tag 20-30 mg Blausäure entgiftet werden. Das produzierte Rhodanid wird anschließend über den Harn ausgeschieden. Unser Körper kann also mit geringen Mengen Blausäure mühelos fertig werden, ohne dass Schädigungen auftreten. Erst bei höheren Konzentrationen, bei denen der Entgiftungsmechanismus überfordert ist, kann die Blausäure ihr toxisches Potenzial voll entfalten, und entsprechende Vergiftungen sind die Folge."

Die Menge der ohne Schaden zu verzehrenden Aprikosenkerne wird teilweise sehr unterschiedlich angegeben. Dr. Urs Christen (Pharmazentrum der J.-W.-Goethe-Universität, Frankfurt a. M.) nennt in seinem Skript *Toxikologie und Vergiftungen – Pharmakurs: Allgemeine Pharmakologie und Toxikologie* (2006) 60 bis 80 Bittermandeln als tödlich für einen Erwachsenen. Da Bittermandeln einen etwas niedrigeren Amygdalingehalt als Aprikosenkerne haben (Aprikosenkernen bis 8 %, Bittermandelkerne bis 5 %) dürfte die entsprechende Menge bei etwa 50 bis 60 Aprikosenkernen liegen. Weitere Informationen zum Amygdalingehalt verschiedener Samenkerne und eine Formel zur Berechnung der Menge an HCN, welches aus dem in den Samen enthaltenen Amygdalin freigesetzt werden kann, finden Sie in Kapitel 11 auf S. 83.

Amygdalin hat einen Schmelzpunkt von 223 bis 226 °C und zerfällt bei höheren Temperaturen. Eine gewisse Temperaturbeständigkeit scheint also gegeben zu sein, sodass eine Verwendung von Vitamin B17-haltigen Mehlen zur Brot- und Kuchenbereitung möglich sein könnte. Andere Quellen sind der Meinung, dass schon beim Kochen das Amygdalin zerfällt und damit kein HCN mehr freigesetzt werden kann. Ich persönlich neige auch zu dieser Ansicht, unter anderem aus folgendem Grund:

Das Problem bei der Zubereitung von Lebensmitteln durch Kochen in Wasser, wie es z.B. bei den meisten Kohlsorten der

Fall ist, dürfte außer dem möglichen Zerfall bei höheren Temperaturen auch die Wasserlöslichkeit von Vitamin B17 sein. Ein gewisser Anteil dürfte sich nach dem Kochen im Kochwasser befinden. Bei einer ausgewogenen Ernährung mit einem hohen Anteil an den in den vorgehenden Kapiteln genannten Pflanzen, die ja zum großen Teil roh verzehrt werden können, ist von einer für die Vorbeugung ausreichenden Zufuhr von Vitamin B17 auszugehen.

Im Behandlungsfall stellt sich immer die Frage nach einer speziellen Diät. Ob es sich dabei um eine rein vegetarische Diät handeln soll, wird von Arzt zu Arzt unterschiedlich beantwortet. Dr. Contreras von der Klinik *Oasis of Hope* gestattete in der „Modifizierten Laetrile-Diät" etwa 100 Gramm tierische Proteine am Tag, jedoch nur von Fisch, Huhn, Rind oder Lamm.

Diätanweisungen, die auf den Empfehlungen dieser Klinik basieren, finden Sie gesondert ab S. 88. Dr. Binzel und andere empfehlen oder bestehen auf einer rein vegetarischen Diät, zumindest für die Dauer der Behandlung. Die Frage der richtigen Ernährungsweise artet oft in einen Glaubenskrieg aus, der verbittert geführt wird. Für die auf der Trophoblastenthese aufbauende Vitamin-B17-Therapie ist vor allem eines wichtig: Die Bauchspeicheldrüsenenzyme sollen nicht für die Proteinverdauung verbraucht werden, sondern sie sollen dem Körper zur Verfügung stehen, um die Mucine der Krebszellen zu spalten und so der körpereigenen Abwehr zugänglich zu machen. Auf welche Weise dies erreicht werden kann, bleibt der Diskussion zwischen Patient und Therapeut vorbehalten. Auf jeden Fall begeht man mit einer rein vegetarischen Kost sicher keinen Fehler. Durch eine Ernährung, die reich an Vitamin B17 ist, kommen wir den Ernährungsgewohnheiten der erwähnten krebsfreien Völker sehr nahe.

11. Kapitel: Anmerkungen, Schemata, Formeln

Um es noch einmal klarzustellen: Die Bezeichnungen Amygdalin und Laetrile sind austauschbar, im Merck-Index von 1989 sind sie als chemisch identisch aufgeführt. In diesem Buch habe ich die weit verbreitete Bezeichnung Vitamin B17 gewählt, lediglich in dem Teil des Anhangs, der das Urteil des OVG Hannover behandelt, bin ich von dieser Regel abgewichen und habe die Bezeichnungen, die im Urteils- und Begründungstext verwendet werden, übernommen. Dr. Krebs und seine Kollegen haben viel zur Verwirrung in punkto Bezeichnungen beigetragen, indem sie schon damals für den Stoff mit der Formel $C_{20} H_{27} NO_{11}$ die verschiedensten Bezeichnungen verwendeten. Häufig wurden die folgenden Begriffe synonym für ein und denselben Stoff verwendet, wobei diese verschiedenen Stoffe chemisch nicht identisch sind:

– Laetrile
– Mandelonitril
– Nitrile
– Vitamin B17
– zyanogene Glykoside

Außerdem gibt es im englischsprachigen Bereich noch zwei unterschiedliche Schreibweisen, nämlich „Laetrile" und „laetrile". Der großgeschriebene Begriff ist ein Synonym für Amygdalin, klein geschrieben wird er allgemein verwendet und umfasst Bezeichnungen wie Laetrile, Laetrile®, Amygdalin, Nitrile und Vitamin B17. Der gesamte Komplex der Vitamin-B17-Therapie ist mit zahlreichen fachspezifischen Bedeutungen belastet, von welchen wir die meisten Dr. Krebs und seinen Befürwortern zu „verdanken" haben.

Nach Dr. Ernst T. Krebs ist das klein geschriebene „laetrile" einfach ein unverarbeiteter Extrakt aus Amygdalin. Der Stoff, den Dr. Krebs junior aus Aprikosenkernen extrahierte und der als groß geschriebenes „Laetrile" bekannt wurde, ist reines, natürliches Amygdalin. Diese Bezeichnung wurde am 30. Juni 1953 bei der US-Patentbehörde registriert. Die Unsicherheit der chemischen Identität von laetrile, Laetrile und Amygdalin war in rechtlicher Hinsicht eines der Hauptprobleme, das die Laetril-Befürworter damals lange ignoriert haben. Die US-amerikanische Arzneimittelbehörde FDA hat seinerzeit versucht, die chemische Struktur von Laetrile und Amygdalin zu definieren, denn die chemische Vieldeutigkeit war lange Zeit die Achillesferse der gesamten Laetrile-Bewegung. Deshalb war die Klärung der Identität kommerziell hergestellten Laetriles von besonderer Wichtigkeit. Wir dürfen dabei nicht vergessen, dass kommerziell hergestelltes Laetrile nicht einfach ein roher Extrakt aus Aprikosenkernen ist, sondern dass es eine hochreine chemische Substanz ist, die unter Verwendung von Ethylalkohol aus dem Extrakt in einem speziellen Verfahren aufgereinigt wurde. All dies macht die Verwendung der korrekten chemischen Terminologie nötig, welche allerdings für den Nicht-Chemiker nicht ohne weiteres verständlich ist. Für jede rechtliche, therapeutische oder pharmazeutische Diskussion ist diese korrekte Terminologie jedoch grundsätzlich nötig. Die hier gegebene Definition folgt dem Merck-Index, welcher sowohl von Chemikern wie auch von der FDA akzeptiert wird. In der Pharmakologie ist die chemische Struktur eines anzuwendenden Stoffes von grundlegender Bedeutung. Ohne ihre Kenntnis ist weder die Festlegung der Dosierung noch ein Überblick über die therapeutischen Ergebnisse möglich.

Amygdalin ist das zuerst entdeckte und am besten bekannte zyanogene Glykosid. Kristallines Amygdalin wurde zuerst 1930 von zwei französischen Chemikern, Robiquet und Boutron-Charlan, aus der Bittermandel *Amygdalus communis Linnaeus*, auch bekannt als *Prunus amygdalus Batsch*, aus der Familie der Rosengewächse (*Rosaceae*) isoliert. Seitdem wird die Bezeichnung Amygdalin vom wissenschaftlichen Namen der Bittermandel abgeleitet. Heutzutage wird Amygdalin allerdings kommerziell aus Aprikosenkernen extrahiert (*Prunus armeniaca Linnaeus*).

Die Bezeichnung „Laetrile" wurde von Dr. Krebs um das Jahr 1949 vorgeschlagen und ist eine Zusammenziehung der chemischen Bezeichnung *Laevo-Mandelonitril*. Leider hat Dr. Krebs den gleichen Terminus benutzt, um β-zyanogene Glykoside im weitesten Sinn zu bezeichnen, was wiederum den Terminus „Amygdalin" einschließt. Dr. Krebs hat „Laetrile" außerdem synonym zu „Vitamin B17" gebraucht, ebenso wie die Bezeichnung „Nitrile". Die Einordnung von Laetrile als echtes Vitamin wird von den meisten Biochemikern jedoch nicht anerkannt.

Synthetisches Laetrile® ist ein Spalt-Produkt aus der Hydrolyse von Amygdalin; kommerziell war es wahrscheinlich nie in größerer Menge verfügbar.

Vitamin B17 (Amygdalin) enthält kein freies, giftiges Wasserstoffzyanid, ganz im Gegensatz zu den Meldungen auch aus scheinbar seriösen Quellen, die behaupten, Vitamin B17 enthalte Blausäure, also Wasserstoffzyanid. Dies wurde auch in der im Anhang nachzulesenden Urteilsbegründung durch das biochemische Gutachten eindeutig belegt.

Von Amygdalin gibt es zwei sogenannte Stereo-Isomere. Stereo-Isomere haben grundsätzlich die gleiche Struktur – und damit auch die gleiche Summenformel –, unterscheiden sich aber durch die *räumliche Anordnung* (Konfiguration) der Atome.

In Zusammenhang mit Stereo-Isomeren tritt oft optische Aktivität auf, d.h. ein Molekül dreht die Polarisationsrichtung von polarisiertem Licht. Stark vereinfacht: Polarisiertes Licht entsteht, indem man einen Lichtstrahl durch ein spezielles

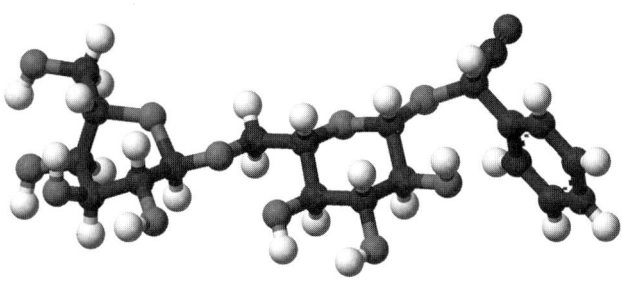

Räumliche Ansicht von Amygdalin;
Quelle: Wikipedia, public domain

Filter sendet. Dieses Filter löscht bis auf eine Schwingungsebe-
ne alle anderen Ebenen aus. Zum Beispiel lässt das Filter nur
noch senkrecht schwingende Anteile des Lichtstrahls durch,
alle anderen werden gelöscht. Laserstrahlen sind in der Regel
polarisiertes Licht. Wenn nun ein Stereo-Isomer optisch aktiv
ist, dann ändert es die Ausrichtung des Lichtstrahls. Diese
Eigenschaft kann man sich technisch zunutze machen, um festzustellen, welches Isomer vorliegt.

In der Medizin ist bei vielen Medikamenten die Stereo-Iso-
merie von Bedeutung. Häufig liegen medizinisch wirksame
Präparate in zwei räumlich unterschiedlichen Anordnungen
vor. Bei der chemischen Erzeugung mancher Präparate werden
beide Isomere zu gleichen Anteilen erzeugt, obwohl im
menschlichen Körper nur eine der Varianten wirksam ist. Die
andere Variante ist im besten Fall unwirksam, im ungünstigsten
Fall aber schädlich. Für solche Präparate muss daher eine
bestimmte Synthesestrategie angewandt werden oder aber sie
werden mithilfe der Gentechnik erzeugt oder aus natürlichen
Quellen gewonnen.

Amygdalin liegt in zwei Formen vor, in einer linksdrehenden
(lateinisch: *laevus*) und in einer rechtsdrehenden (lateinisch:
dexter) Form. In einer optisch inaktiven Mischung, einem sogenannten Racemat, liegen beide Formen in annähernd gleicher

81

Menge vor. (Nach unbestätigten Informationen liegt das Verhältnis von rechtsdrehender zu linksdrehender Form etwa bei 56:44.) Diese Tatsache ist aus biologischer und therapeutischer Sicht wichtig, da die rechtsdrehende Form in der Krebstherapie als biologisch inaktive Form angesehen wird. Die linksdrehende Form, wie auch schon der Name „Laevo-Mandelonitril" sagt, ist die mutmaßlich aktive Form.

Die Summenformel von Amygdalin lautet: $C_{20} H_{27} NO_1$
Die Strukturformel lautet:

Quelle: Wikipedia, public domain

Andere Namen dafür sind die folgenden:
- D(−)-Mandelonitril-,-D-gentiobiosid
- (R)-α-((6-O-β-D-Glucopyranosyl-β-D-glucopyranosyl)oxy)-Phenylacetonitril
- Amigdalina
- Laetrile (Lätril)
- Mandelonitril
- Vitamin B17

Die CAS-Nummer lautet: 29883-15-6

Kurzbeschreibung	farbloser, kristalliner Feststoff
Molare Masse	$457,4 \text{ g mol}^{-1}$
Aggregatzustand	fest
Dichte	$1,041\text{-}1,046 \text{ kg/m}^3$
Schmelzpunkt	$\sim 225 \text{ °C}$
Löslichkeit	in Wasser

Amygdalingehalt einzelner Samenkerne:

Aprikose (Prunus armeniaca)	bis 8 % Amygdalin
Süßkirsche (Prunus avium)	bis 2 % Amygdalin
Sauerkirsche (Prunus cerasus)	bis 2 % Amygdalin
Pflaume (Prunus domestica)	bis 3 % Amygdalin
Mandel (Prunus dulcis var. amara)	bis 5 % Amygdalin
Pfirsich (Prunus persica)	bis 6 % Amygdalin

Um die entsprechende Menge von HCN zu ermitteln, die von den enthaltenen Nitrilen freigesetzt werden kann, teilt man die Menge der vorhandenen Nitrile durch den jeweiligen Nitrilfaktor. Dr. Krebs gibt als jeweiligen Nitrilfaktor die in der folgenden Tabelle aufgeführten Faktoren an:

Amygdalin	16,92
Dhurrin	11,51
Linamarin	9,11
Lotaustralin	9,66

Dhurrin kommt z.B. in Sorghum und jungen Hirsepflanzen vor, Linamarin u.a. in Wolfsmilchgewächsen und Lotaustralin in Cassava und Limabohnen.

Eine Beispielrechnung:

Die Menge an HCN, die aus der von mir verzehrten Tagesdosis von Amygdalin freigesetzt werden kann, lässt sich also wie folgt ermitteln: 11.000 mg Aprikosenkerne enthalten je nach Menge des enthaltenen Wirkstoffs zwischen 440 und 880 mg Amygdalin (siehe Tabelle: *Amygdalingehalt einzelner Samenkerne*).

Setzen wir einen Mittelwert von 660 mg ein:

660 mg : 16,92 = 39,007 mg

Bei dem angesetzten Mittelwert können also 39 mg an freiem HCN entstehen. Bei einem unteren Wert von 440 mg Amygdalin ergibt dies 26 mg an freiem HCN, bei einem oberen Wert von 880 mg Amygdalin ergibt dies 52 mg an freiem HCN.

Ich habe bei mir nach dem Verzehr solcher Mengen bisher noch nie negative Wirkungen beobachtet. Wichtig ist hier jedoch eine *einschleichende* Anhebung der Verzehrmenge. Wer sich solche Mengen als Einzelgabe ohne Gewöhnung einverleibt, könnte wahrscheinlich Beschwerden bekommen.

In der Literatur wird auch von Pflanzen berichtet, die sowohl Amygdalin als auch β-Glucosidase enthalten. Eine Freisetzung von HCN aus dem enthaltenen Amygdalin ist jedoch nur dann möglich, wenn durch mechanische Zerstörung der Pflanzenstruktur die beiden Stoffe zusammenkommen können. Dies geschieht zum Beispiel beim Kauen solcher Pflanzen. Da unser Organismus jedoch auf eine gewisse Zufuhr eingerichtet ist, wie weiter oben bereits belegt, ist hier natürlich die zugeführte Menge pro Zeiteinheit entscheidend. Außerdem scheint es einen gewissen Anpassungseffekt des Organismus an eine erhöhte HCN-Freisetzung zu geben.

Zur Klarstellung: Ich weise noch einmal ausdrücklich darauf hin, dass seitens offizieller Verlautbarungen verschiedener Behörden und Institutionen vor dem Verzehr amygdalinhaltiger Nahrungsmittel gewarnt wird. Für Aprikosenkerne gilt die Empfehlung höchstens zwei Kerne pro Tag zu verzehren oder ganz darauf zu verzichten.

12. Kapitel: Praktische Hinweise zur Ernährung und Einnahme von Vitamin B17

Eine Vitamin-B17-Rezeptsammlung kann und will ich hier nicht veröffentlichen, obwohl ich zugeben muss, dass dies sicher eine sinnvolle Ergänzung zu diesem Leitfaden wäre. Im englischsprachigen Raum jedoch gibt es seit 1976 ein spezielles Kochbuch von June Le Spain mit dem Titel *The Little Cyanide Cookbook*. Dieses Buch ist auch heute noch im Buchhandel erhältlich. Im Jahr 1979 wurde von der Klinik *Oasis of Hope* ebenfalls ein spezielles Kochbuch herausgegeben, dieses Buch ist meines Wissens jedoch nicht mehr im Handel – mein Exemplar habe ich antiquarisch aus den USA schicken lassen.

Zur Frage Krebs und Ernährung gibt es eine große Anzahl an Titeln. Die Ansätze widersprechen sich teilweise und es ist schnell ein Glaubenskrieg um die richtige Ernährung entbrannt, aus dem ich mich lieber heraushalten werde. Es geht in diesem Kapitel also darum, die notwendigen Informationen bereitzustellen, um eine Vitamin-B17-reiche Ernährung problemlos selbst zu konzipieren. Wichtig zu wissen ist dabei Folgendes: Es scheint tatsächlich so zu sein, dass Vitamin B17 bei hohen Temperaturen nicht mehr stabil ist, jedenfalls sind mir keine Backrezepte mit Vitamin B17 bekannt. Die Temperaturen, die beim Kochen erreicht werden, scheinen jedoch kein Problem darzustellen, denn die an Vitamin B17 reichen Bohnen müssen ja auch gekocht werden.

Dieses Kapitel ist in zwei Abschnitte unterteilt, da es einen Unterschied zwischen einerseits der gesunden Ernährung mit einem hohen Anteil an Vitamin B17 gibt und andererseits einer speziellen Diät für Krebskranke. Den Anfang machen die Hinweise auf eine Vitamin-B17-reiche Ernährung.

85

Gesunde Ernährung mit ausreichendem Vitamin-B17-Gehalt

Grundsätzlich sollte das Bestreben sein, einen möglichst hohen Anteil an Vitamin B17-haltigem Obst und Gemüse bei den täglichen Mahlzeiten zu erreichen. Hier finden Sie nun die bereits erwähnte Liste der gängigsten Pflanzen mit hohem Vitamin B17- (oder: Anthozyan-) Gehalt:

Hülsenfrüchte und deren Keimlinge	Kuh- oder Augenbohnen, Kichererbsen, Linsenkeimlinge, weiße Bohnen, wilde Beeren (die meisten, s. S. 87), Kidneybohnen, Limabohnen, Erbsen
Getreide (Vollkorn)	Buchweizen, Hafer, Roggen, Gerste, Hirse, brauner Reis
Fruchtkerne von	Äpfeln, wilden Holzäpfeln, Nektarinen, Birnen, Pflaumen, Backpflaumen, Aprikosen, Pfirsichen
Kohl	Brokkoli, Grünkohl, Rotkohl, Blumenkohl
Nüsse	rohe Cashew-Nüsse, Macadamia-Nüsse
Sonstiges	Spinat, Brunnenkresse, Johannisbeeren, Papaya, Bittermandeln, Kürbis, Süßkartoffeln
Diese Keimlinge enthalten 10- bis 30-mal mehr Vitamin B17 als ungekeimtes Gemüse	Bambussprossenkeimlinge, Luzernenkeimlinge, Bohnenkeimlinge, Mungbohnenkeimlinge (in Dtl. fälschlicherweise als Sojakeimlinge bekannt), Weizenkeimlinge, Kichererbsenkeimlinge

Reich an Anthozyanen sind folgende Lebensmittel (Gehalt in mg/100 Gramm):

Aronia / Apfelbeere	200-1.000
Auberginen	750
Blutorangen	200
Brombeeren	115
Heidelbeeren	83-420
Himbeeren	10-60
Portwein, rot	14-110
Rhabarber	0-200
Rote Zwiebeln	0-25
Rotkohl	25
Rotwein	24-35
Schwarze Johannisbeeren	130-400
Süßkirschen	2-450
Weintrauben	30-750

Für die Diät bei klinisch manifestem Krebs gibt es zwei Möglichkeiten: eine strenge Form ohne Milch und Ei sowie eine weniger strenge Form, die eine bestimmte Menge an Milchprodukten und Eiern zulässt. Die Empfehlungen der Klinik *Oasis of Hope* gehen dahin, zumindest während der ersten Wochen der Behandlung mit Vitamin B17 die strenge Form einzuhalten und später dann die weniger strengen Ernährungshinweise als Grundlage zu nehmen.

Strenge Diät bei Krebs, ohne Milchprodukte und Eier (nach Dr. Ernesto Contreras, Tijuana, Mexiko)

Getränke

Erlaubt: Kräutertees einschließlich Kamillen- und Pfefferminztee, Papayatee, Beinwelltee

Verboten: Alkohol, Kakao, Kaffee, Schwarztee, Softdrinks wie Cola, Fanta usw. (alle Limonaden)

Brot

Erlaubt: Vollkornbrote, z.B. aus Weizen, Roggen, auch Kleie

Verboten: Weißbrot und Produkte, die Weißmehl und / oder Konservierungsmittel enthalten

Getreide

Erlaubt: frisches Vollkorn wie Hirse, Weizen, brauner Reis, Leinsamen

Verboten: künstlich verarbeitetes, nicht mehr frisches Getreide

Getreideprodukte

Erlaubt: Buchweizen, Haferflocken, Weizenkleie, Hirse, Hafer

Verboten: industriell verarbeitete Getreideprodukte und alle Produkte mit Konservierungsstoffen

Milchprodukte

Verboten: alle Milchprodukte in jeder Form, d.h. keine Milch, kein Käse, kein Joghurt usw., auch keine Produkte aus Schaf- oder Ziegenmilch

Eier
Verboten: Eier und eihaltige Produkte

Süßes
Erlaubt: selbst gemachte Desserts aus den erlaubten Produkten, frische Früchte, Gelatine ohne Zusätze
Verboten: alle anderen Süßigkeiten, insbesondere Schokolade, weißer und brauner Zucker, alle fertig zu kaufenden Süßigkeiten

Fette und Öle
Erlaubt: kalt gepresste Pflanzenöle
Verboten: tierische Fette und gehärtete Öle und Margarine

Fisch
Erlaubt: sehr frischer Fisch, hauptsächlich weiße Fischsorten
Verboten: andere Fische und Meeresfrüchte

Früchte
Erlaubt: frische Früchte und Trockenfrüchte ohne Schwefel
Verboten: gekochte, gesüßte oder künstlich haltbar gemachte Früchte

Säfte
Erlaubt: nur frische Frucht- und Obstsäfte
Verboten: gekochte Säfte und Fertigsäfte

Fleisch
Erlaubt: mageres gegrilltes oder gebratenes Fleisch von Rind und Kalb, Hühnchen, Truthahn, Lamm, Innereien: Herz und sehr frische Kalbsleber
Verboten: Schweinefleisch, geräuchertes oder frittiertes Fleisch

Nüsse

Erlaubt: frische, unbehandelte Nüsse

Verboten: geröstete, gesalzene, geräucherte oder mit Geschmacksstoffen versehene Nüsse

Kartoffeln

Erlaubt: Bratkartoffeln oder Salzkartoffeln

Verboten: alle anderen Formen einschließlich Kartoffelchips

Gemüse

Erlaubt: frisches, rohes Gemüse, leicht gedämpft

Verboten: gekochtes Gemüse

Salate

Erlaubt: aus frischem, rohem Gemüse, insbesondere Karotten, Blumenkohl, Sellerie, Chicorée, grüne Paprika, Kopfsalat, Radieschen, Mangold, Wasserkresse, Knoblauch, reife Tomaten, Rüben, Rosenkohl und Brokkoli

Verboten: Gemüse, das nicht mehr frisch ist

Gewürze

Erlaubt: Schnittlauch, Knoblauch, Zwiebel, Petersilie, Majoran, Salbei, Thymian, Bohnenkraut, Kümmel, Oregano, Lorbeer, Cayennepfeffer und alle frischen Kräuter

Verboten: schwarzer Pfeffer, Paprika, Salz

Suppen

Erlaubt: nur aus frischem Gemüse

Verboten: alles andere, insbesondere Fertigsuppen

Modifizierte Diät bei Krebs, mit ca. 100 gr Milchprodukten und Eiern pro Tag (nach Dr. Ernesto Contreras, Tijuana, Mexiko)

Getränke

Erlaubt: Kräutertees einschließlich Kamillen- und Pfefferminztee, Papayatee, Beinwelltee, entkoffeinierter Kaffee

Verboten: Alkohol, Kakao, Schwarztee, Kaffee, Softdrinks wie Cola, Fanta usw. (alle Limonaden)

Brot

Erlaubt: Vollkornbrot, z.B. aus Weizen, Roggen, auch Kleie

Verboten: Weißbrot und Produkte, die Weißmehl und / oder Konservierungsmittel enthalten

Getreideprodukte

Erlaubt: Buchweizen, Haferflocken, Weizenkleie, Hirse, Hafer

Verboten: industriell verarbeitete Getreideprodukte, Produkte mit Konservierungsstoffen

Milchprodukte

Erlaubt (in beschränkter Menge, bis max. 100 Gramm pro Tag, muss mit den Eiern verrechnet werden): Buttermilch, fettarme Milch, fettarmer Hüttenkäse, Joghurt

Verboten: alles andere

Eier

Erlaubt: in beschränkter Menge, muss auf die verzehrten Milchprodukte angerechnet werden.

Süßes

Erlaubt: selbst gemachte Desserts aus erlaubten Produkten, frische Früchte, Gelatine ohne Zusätze, Sorbets aus frischen Zutaten, Naturhonig, ungeschwefelte Melasse, roher Rohrzucker

Verboten: alle anderen Süßigkeiten, besonders Schokolade, weißer und brauner Zucker, alle Fertigsüßigkeiten

Fette und Öle

Erlaubt: kalt gepresste Pflanzenöle

Verboten: tierische Fette und gehärtete Öle und Margarine

Fisch

Erlaubt: sehr frischer Fisch, hauptsächlich weiße Fischsorten

Verboten: andere Fische und Meeresfrüchte

Früchte

Erlaubt: frische Früchte und Trockenfrüchte ohne Schwefel

Verboten: gekochte, gesüßte oder künstlich haltbar gemachte Früchte

Getreide

Erlaubt: frisches Vollkorn wie Hirse, Weizen, brauner Reis, Leinsamen

Verboten: künstlich verarbeitetes, nicht mehr frisches Getreide

Säfte

Erlaubt: nur frische Frucht- und Obstsäfte

Verboten: gekochte Säfte und Fertigsäfte

Fleisch

Erlaubt: mageres gegrilltes oder gebratenes Fleisch von Rind und Kalb, Hühnchen, Truthahn, Lamm, Innereien: Herz und sehr frische Kalbsleber

Verboten: Schweinefleisch, geräuchertes oder frittiertes Fleisch

Nüsse
Erlaubt: frische, unbehandelte Nüsse
Verboten: geröstete, gesalzene, geräucherte oder mit Geschmacksstoffen versehene Nüsse

Kartoffeln
Erlaubt: Bratkartoffeln oder Salzkartoffeln
Verboten: alle anderen Formen einschließlich Kartoffelchips

Salate
Erlaubt: aus frischem, rohem Gemüse, insbesondere Karotten, Blumenkohl, Sellerie, Chicorée, grüne Paprika, Kopfsalat, Radieschen, Mangold, Wasserkresse, Knoblauch, reife Tomaten, Rüben, Rosenkohl und Brokkoli
Verboten: nicht mehr frisches Gemüse

Suppen
Erlaubt: nur aus frischem Gemüse
Verboten: alles andere, insbesondere Fertigsuppen

Gemüse
Erlaubt: frisches, rohes Gemüse, leicht gedämpft
Verboten: gekochtes Gemüse

13. Kapitel: Historische Anwendung von Vitamin B17 in der Krebstherapie

An dieser Stelle sollen noch zwei interessante historische Hinweise auf den Gebrauch von Vitamin B17 in der Krebstherapie folgen: Am 13 September 1845 wurde in der *Gazette Medicale de Paris,* No. XIII, zum wahrscheinlich ersten Mal die erfolgreiche Anwendung von Vitamin B17 in der Krebstherapie beschrieben. Leider habe ich keinen Zugriff auf ein Exemplar dieser Zeitschrift, jedoch wird im dritten Band des *Jahresbericht[s] über die Fortschritte der gesammten Medicin im Jahre 1845* ebenfalls über diese Behandlung durch Prof. T. Inosemtzeff berichtet. Ein Zitat hieraus (kursive Hervorhebungen durch den Autor):

> „Inosemtzeff ging zum Gebrauch des Morphii und des Mandelöls inerlich angewendet zurük, und nach einer längeren Zeit hindurch fortgesezten Anwendung liesen die Schmerzen nach und es stellten sich reichliche, besonders den Kopf einnehmende Schweise ein. *Am 8. April wurde der Kranke als geheilt anerkannt.* Auser dem Morphium hatte der Kranke auch noch die Amygdaline (30 Centigr.) in Mandelmilch (144 Grm.) und Zucker (12 Grm.) 2 stündlich zu einem Esslöffel gebraucht. Der Unterleib war ganz mit Empl. Cicutae bedeckt. *Auf die Milzgeschwulst schien die Amygdaline einen großen Einfluss zu üben, denn als man sie eine Zeitlang ausgesezt hatte, nahm die bereits sehr verkleinerte Geschwulst wieder zu. Es wurde deshalb dieses Mittel bis zum Ende der Krankheit fortgebraucht, wo der Kranke 1 und ½ Unze und 23 Gram Amygdaline verbraucht hatte.*"

Eine weitere historische Quelle über den Gebrauch von Vitamin B17 in der Krebstherapie findet sich in *Pierer's Universal-Lexikon* (Altenburg [4] 1857-1865, Band 9, S. 540-541) (kursive Hervorhebungen durch den Autor):

„Kirschlorbeer (Prunus laurocerasus), ansehnlicher Baum im Orient, auch in Südeuropa, bei uns in Glashäusern durchzuwintern, mit lederartigen, immergrünen, glänzenden, dunkelgrünen, oft weiß gefleckten, länglicheiförmigen, spitzigen, zerrieben wie bittere Mandeln riechenden u. ähnlich schmeckenden Blättern (welche deshalb, nicht ohne Gefahr, hier u. da in Milch gelegt werden, um dieselbe wohlschmeckend zu machen), weißen, traubenständigen, bei uns selten hervorkommenden Blüthen, fast schwarzen Steinfrüchten, bes. in den Blättern Blausäure enthaltend. Aus den Blättern wird das Kirschlorbeeröl (Oleum laurocerasi), ätherisches Öl bereitet, es ist gelblich, etwas schwerer als Wasser u. riecht stark nach Blausäure u. Bittermandelöl; es wird durch Destillation der frischen Blätter mit Wasser erhalten; das wässerige Destillat ist unter dem Namen *Kirschlorbeerwasser officinell, es ist von starkem, den bitteren Mandeln ähnlichem Geruch u. Geschmack, ein eben so kräftiges Heilmittel als starkes Gift, häufig gegen* Krämpfe, Leber- u. Drüsenverhärtungen, *Mutterkrebs,* anfangende Lungensucht, auch, in Verbindung mit Bilsenkraut, gegen Lungenentzündung, nach vorhergegangenem Aderlaß, auch gegen den Bandwurm angewendet. In vielen neueren Pharmakopöen *ist Kirschlorbeerwasser dem Bittermandelwasser (Aqua amygdalarum amararum) völlig gleichgestellt, u. daher gestattet, eins dem anderen zu substituiren, sobald nur beide den vorschriftmäßigen gleichen Blausäuregehalt besitzen."*

Aus heutiger Sicht zeigt sich einerseits, dass die Gabe von Vitamin B17 keinerlei Nebenwirkungen hervorbrachte und dass nach Absetzen von Vitamin B17 der Krebs in der Milz des Patienten aus dem ersten Beispiel wieder größer wurde.

14. Kapitel: Ergebnisse einer Praxisstudie

Um die Aussagen über die Wirksamkeit nicht allein auf historische Berichte stützen zu müssen, habe ich eine retrospektive Praxisstudie aus den USA ausgewertet (Auswertung einer Praxisstudie über 18 Jahre kombinierte Vitamin-B17-Therapie in der Praxis von Dr. Philip E. Binzel, USA). Interessante Ergebnisse zeigten die Auswertung der Daten von Patienten, die sich zwischen 1974 und 1991 von Dr. Binzel mit einer Vitamin-B17-Therapie in Kombination mit ergänzenden Gaben von Vitamin C und Vitamin A behandeln ließen.

Die Auswertungen von Dr. Binzel geschahen unter folgender Prämisse: Von entscheidender Bedeutung bei dieser Form der Behandlung ist, dass die Regulationsfähigkeit bei den Patienten noch vorhanden sein muss. Ist diese durch die Erkrankung selbst oder durch vorangegangene Behandlungen wie Chemotherapie oder Bestrahlung nicht mehr zu aktivieren, hat keine Form der Behandlung eine Chance. Dr. Binzel: „Zu viel Schaden ist bereits im Körper angerichtet worden. Bei einigen dieser Fälle war es möglich, die Lebensqualität zu verbessern, es war jedoch nicht möglich, die Lebensspanne zu verlängern."

Es wurden keine Patienten mit Primärtumoren berücksichtigt, die während der ersten sechs Monate der Behandlung starben, da Dr. Binzel der Überzeugung ist, dass es mindestens sechs Monate dauert, bis die Verteidigungsmechanismen des Körpers auf die kombinierte Therapie ansprechen.

Ähnliches gilt auch für Patienten mit metastasierenden Tumoren: Die Zeit bis zum Ansprechen der Verteidigungsmechanismen bei diesen Patienten beträgt, so Dr. Binzel, mindestens ein Jahr. Deshalb finden die Patienten keinen Eingang in die Studie, die innerhalb des ersten Behandlungsjahres verstarben.

Es wurden nur Patienten berücksichtigt, die für mindestens zwei Jahre von Dr. Binzel betreut wurden und während der ganzen Zeit noch lebten. Die Auswertung der Statistik ergibt folgende Grafiken:

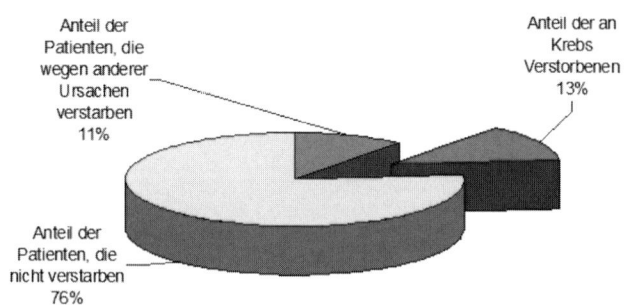

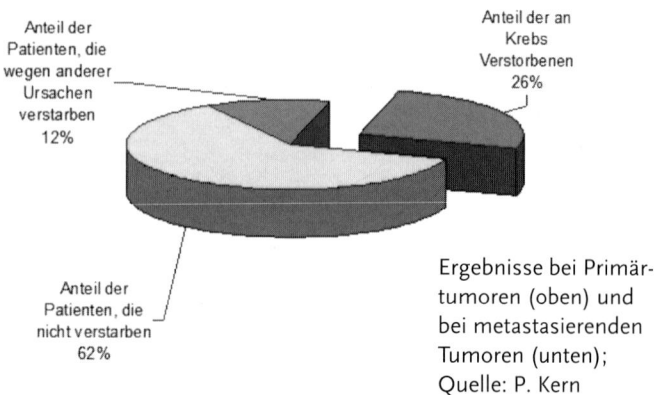

Ergebnisse bei Primär-
tumoren (oben) und
bei metastasierenden
Tumoren (unten);
Quelle: P. Kern

Die Todesursachen der Patienten, die wegen anderer Ursachen verstarben, waren zum Beispiel Schlaganfall, Unfälle usw. Diese Todesursachen standen in keinem Zusammenhang mit der Krebserkrankung.

Es zeigt sich deutlich, dass die kombinierte Vitamin-B17-Therapie von Dr. Binzel sehr gute Ergebnisse bei den Patienten zeigte, deren Regulationsfähigkeit noch erhalten war. Die beiden Grafiken veranschaulichen dies eindrucksvoll.

15. Kapitel: Ganzheitliches Denken bei Diagnose und Therapie

In diesem Kapitel möchte ich noch einmal die wichtigsten Aussagen zusammenfassen, um Ihnen am Ende dieses Buches einen zusammenfassenden Rück- und Überblick zu bieten.

1 Die heutige Situation ist nach wie vor von einer stetigen Zunahme der Krebserkrankungen geprägt. Die Erfolge konventioneller Therapiemethoden sind auch für die Schulmedizin weitgehend unbefriedigend.

2. Die im Rahmen einer konventionellen Krebstherapie eingesetzten Verfahren können ohne Zweifel lebensrettend sein. Die teilweise gravierenden Nebenwirkungen sind jedoch nach wie vor ein großes Problem. Eine echte Heilung von Krebs steht nach wie vor in weiter Ferne.

3. Die Thesen und Theorien zur Krebsentstehung im Laufe der Jahrhunderte sollten uns Bescheidenheit lehren. Sie lagen bisher alle falsch. Keine Einzige konnte sich als stichhaltig bewähren.

4. Die Trophoblastenthese hingegen hat sich im Lauf der Zeit als stichhaltig erwiesen. Die Beobachtungen von Prof. Beard und anderen wurden nie explizit widerlegt.

5. Durch die Forschungen von Dr. Acevedo und Kollegen wurde 1995 der Nachweis der konzeptionellen Richtigkeit der Trophoblastenthese erbracht und veröffentlicht.

6. Dr. Ernst T. Krebs und Kollegen kommen zu dem Schluss, dass auch Krebs eine Mangelerkrankung ist, genauso, wie Vitamin-C-Mangel zu Skorbut führt.

7. Aufgrund der Existenz krebsfreier Völker mit den verschiedensten Lebens- und Ernährungsgewohnheiten wurde nach einem gemeinsamen Faktor gesucht.

8. Der allen krebsfreien Völkern gemeinsame Faktor ist ein hoher Anteil an Bitterstoffen in ihrer Ernährung, den sogenannten zyanogenen Glykosiden.

9. Die Versuche zur Ungefährlichkeit zeigen, dass in entsprechend hoher Dosierung Salz wesentlich giftiger ist als Vitamin B17. Die ersten Behandlungsversuche verliefen viel versprechend und ohne Nebenwirkungen.

10. Der Einsatz in der Praxis zeigte sich als völlig unproblematisch und effektiv. Von den ersten Versuchen geht der Weg heute bis hin zu ausgefeilten Anwendungen, mit und ohne zusätzliche Maßnahmen.

11. Durch eine ausgewogene Ernährung, die unter anderem reich an diesen natürlicherweise vorkommenden zyanogenen Glykosiden ist, integriert man den Ernährungsfaktor der krebsfreien Völker.

12. Aufgrund eines biochemischen Gutachtens kommt das Oberverwaltungsgericht Hannover zu dem Schluss, dass die Einnahme von reinem Vitamin-B17 ungefährlich ist.

13. Formeln, Schemata und Anmerkungen eröffnen einen raschen Überblick über die Materie.

14. Ermutigende Ergebnisse einer Praxisstudie stehen zur Verfügung.

Im Wesentlichen geht es darum, unser ganz normales Denken, unseren „gesunden Menschenverstand" auf die vielfältigen Umstände der jeweiligen Situation einzustellen und unvoreingenommen die möglichen Aspekte einer Erkrankung zu betrachten. Dies haben die Mitarbeiter um Prof. Beard und um Dr. Krebs getan und kamen zu verblüffenden Ergebnissen.

Damit kommen wir zum Aspekt der ganzheitlichen Betrachtung und Therapie von Erkrankungen: Die Betrachtung und Behandlung einer Erkrankung in ihrer Ganzheit bedeutet nichts anderes als eine möglichst umfassende, weit-

sichtige und vorausschauende Berücksichtigung möglichst vieler Aspekte und Zusammenhänge:
- erkennbare Ursachen
- voraussichtliche Folgen
- Eigenschaften
- direkte und indirekte Beziehungen und Querbeziehungen
- physiologische Regeln
- allgemeine Rahmenbedingungen
- Abwägung des Nutzens
- Anwendungsaspekte therapeutischer Maßnahmen
- Neben-, Folge- und Wechselwirkungen im offenen System Mensch
- absehbare Reaktionen der Beteiligten

In dieser ganzheitlichen Medizin suchen wir ein ausbalanciertes Zusammenspiel von Körper, Geist und Seele wiederherzustellen. Dem gegenüber steht die vor allem im Westen verbreitete Trennung von Physiologie und Psychologie, Philosophie und Spiritualität mit ihren jeweiligen Fachleuten, die jeweils nur auf einen Teil der Gesundheit spezialisiert sind und versuchen, diesen monokausal zu beschreiben. Diese Trennung von Körper, Geist und Seele ist jedoch oft nicht geeignet, alle Aspekte zu erfassen, vor allem bei chronischen Erkrankungen. Eine Therapie sollte also möglichst umfassend sein, um auf diese Weise die Lebensqualität so weit wie möglich wieder herzustellen. Eine ganzheitliche Therapie erfordert daher eine komplexe und vernetzte Vorgehensweise, die von allen Beteiligten ein hohes Maß an Engagement fordert.

Mein Ziel ist es, Ihnen durch diesen Leitfaden die Augen für die Zusammenhänge und Möglichkeiten bei der Krebstherapie mit Vitamin B17 zu öffnen. Lassen Sie sich bitte nicht entmutigen, wenn es bei der Besserung der Gesundheit einmal nicht so schnell vorangeht, wie Sie und auch Ihr Therapeut sich das wünschen – denken Sie daran: Heilung braucht Zeit! Wenn ich

101

Ihnen wieder etwas berechtigte Hoffnung machen und Ihnen ein Wegweiser durch den Dschungel der Therapien sein durfte, dann lassen Sie es mich bitte wissen. Ich freue mich über Ihre Erfahrungen, Ihre Meinung, Ihre Anregungen und Ihre Fragen! Soweit es mir möglich ist, versuche ich auf E-Mails zu antworten. Bitte haben Sie jedoch Verständnis dafür, dass es mir einfach nicht möglich ist, auf alle eingehenden Anfragen zu antworten. Meine E-Mail-Adresse finden Sie am Ende dieses Buches auf S. 158.

Aktuelle Entwicklungen

Gerichtsurteil des OVG Hannover

Zu Beginn möchte ich ein Zitat aus der Freien Enzyklopädie *Wikipedia* voranstellen, das die unrichtige Informationslage widerspiegelt, die in vielen anderen Publikationen so oder ähnlich wiederholt wird:

> Bekannt ist Amygdalin auch unter Amigdalina, Laetrile (Lätril), Mandelonitril oder Vitamin B17 als alternatives Mittel zur Prophylaxe und Behandlung von Tumorerkrankungen (Krebs) oder deren Symptomen. (...) Pharmakologen halten das Pseudovitamin B17 für ein „unseriöses Wundermittel". Die Befürworter der Therapie verweisen hingegen auf angebliche Erfolge bei der Krebsbekämpfung. Die Abgabe von Amygdalin für den Gebrauch beim Menschen durch Apotheker ist strafbar im Sinne des §5 AMG (Verbot bedenklicher Arzneimittel) und kann auch ohne konkreten Schadensfall strafrechtlich verfolgt werden.

Die zitierte Darstellung ist in dieser Form nicht richtig. Warum diese Darstellung falsch ist, soll im Folgenden erklärt werden: Um die angebliche Giftigkeit von Amygdalin – Vitamin B17 – ging es in einem Prozess vor dem Oberverwaltungsgericht Hannover (AZ 11 LB 350/05; 5 A 1556/04). In diesem Prozess ging es um Frage, ob Amygdalin nun tatsächlich für den Menschen giftig ist und ob deshalb ein Verbot der Abgabe nach §5 des Arzneimittelgesetzes zulässig ist.[3]

---

[3] Das Urteil vom 31.05.2007 samt Begründung liegt mir in einer Abschrift vor. Da dem Urteil keine allgemeine Wichtigkeit beigemessen wird, ist es leider für die meisten Bürger nicht als Abschrift erhältlich. Rechtsanwälte und Fachkreise erhalten auf Anforderung eine Abschrift gegen eine geringe Gebühr.

Einem Apotheker wurde von der Bezirksregierung bzw. der Apothekerkammer untersagt, Amygdalin auf ärztliche Verordnung abzugeben. Gegen dieses Verbot wehrte sich der Apotheker erfolgreich und erhielt in zweiter Instanz vor dem OVG Hannover Recht.

Im Namen des Volkes
Urteil
In der Verwaltungsrechtssache
des Herrn A., Inhaber der B. Apotheke, Klägers und Berufungsklägers, (...)
gegen
die Apothekerkammer Niedersachsen, vertreten durch die Präsidentin, An der Markuskirche 4, 30163 Hannover, Beklagte und Berufungsbeklagte, (...)
Streitgegenstand: Arzneimittelrecht
hat das Niedersächsische Oberverwaltungsgericht - 11. Senat - auf die mündliche Verhandlung vom 31. Mai 2007 (...)
für Recht erkannt:
Auf die Berufung des Klägers wird das Urteil des Verwaltungsgerichts Hannover – 5. Kammer – vom 21. Dezember 2004 geändert.
Der Bescheid der Bezirksregierung Hannover vom 6. Februar 2003 in der Fassung des Widerspruchsbescheides der Bezirksregierung Hannover vom 10. September 2003 und der Kostenfestsetzungsbescheid der Bezirksregierung Hannover vom 24. März 2003 in der Fassung des Widerspruchsbescheides der Bezirksregierung Hannover vom 10. September 2003 werden aufgehoben.
Die Beklagte trägt die Kosten des Verfahrens; insoweit ist das Urteil vorläufig vollstreckbar.
Die Revision wird nicht zugelassen.

Das bedeutet im Klartext Folgendes:

Die Bescheide der Bezirksregierung, in welchen das Verbot ausgesprochen wurde, werden aufgehoben, d.h. es gibt kein Verbot von Amygdalin (Vitamin B17) für diese Apotheke mehr. Die Apothekerkammer Niedersachsen als Beklagte trägt die Kosten des Verfahrens. Mittlerweile ist das Urteil rechtskräftig.

Ich fasse wie folgt die wesentlichen Punkte der folgenden Urteilsbegründung zusammen, eigene erläuternde Kommentare sind mit grauem Raster hinterlegt:

Der Apotheker als Kläger wendet sich gegen das Verbot der Bezirksregierung, Rezepturarzneimittel zu vertreiben, die unter der Bezeichnung Amygdalin oder Vitamin B17 bekannt sind. Der Wirkstoff wird aus Samenkernen bitterer Aprikosen-, Pfirsich- und Pflaumenkernen extrahiert und aufgereinigt. Durch Zugabe von Enzymen wird Blausäure freigesetzt. Da diese Enzyme auch in den Kernen vorhanden sind, kann ein Verzehr zu Vergiftungen führen. Hier verweise ich wieder auf die weiter oben bereits ausgeführte Stellungnahme der Universität Braunschweig, die eine hohe Entgiftungskapazität für Blausäure beim Menschen als normal bezeichnet.

Kommentar:

Hier wird bereits die Linie abgesteckt: Die Abspaltung von freiem Wasserstoffzyanid ist nur unter Anwesenheit von entsprechenden Enzymen möglich, dies stimmt mit den in diesem Buch dargestellten Erkenntnissen von Dr. Krebs und anderen überein. Da in den Kernen in gewissem Maß spaltende Enzyme vorhanden sind, ist sicher irgendwann eine Obergrenze beim Verzehr der Samenkerne erreicht. Diese Obergrenze ist von der Entgiftungskapazität des Organismus für HCN abhängig, wie bereits weiter oben mehrfach erläutert.

Bereits in den 1960er-Jahren stellte die Apotheke für zwei Ärzte Amygdalinkapseln und Mandelonitriltropfen her. Damals wurde nicht nur in Deutschland, sondern auch in den USA propagiert, dass diese Wirkstoffe zur Krebsbehandlung eingesetzt werden können. Ende des Jahres 1977 warnte die *Food and Drug Administration* (Arzneimittelbehörde) in den USA vor diesen Wirkstoffen. Sie wies darauf hin, dass Laetrile Zyanid enthalte und es bei oraler Einnahme zu Vergiftungen mit Todesfolge kommen könne. Diese Mitteilung wurde am 16. Februar 1978 im *Deutschen Ärzteblatt* abgedruckt. Am 7. September 1978 erschien in der *Pharmazeutischen Zeitung* eine dringende Empfehlung der *Arzneimittelkommission* (AMK), die zum Inhalt hatte, dass amygdalinhaltige Arzneimittel nicht ohne ärztliche Verschreibung abzugeben seien und dass bei Abgabe auf die oben genannte Warnung vor Laetrile im *Deutschen Ärzteblatt* hinzuweisen sei.

Kommentar:
Wir sehen, dass die ganze Amygdalinhysterie durch eine einzige Mitteilung der FDA ausgelöst wurde. Diese wurde gebetsmühlenartig wiederholt, auch in verschiedenen Fachpublikationen. Daran hat sich bis heute nichts geändert.

Im Jahr 2001 veröffentlichte die Arzneimittelkommission erstmals eine Liste über „bedenkliche Stoffe, deren Abgabe verboten" sei. In dieser Liste werden nun auch, unter Hinweis auf die oben genannte Meldung der *Pharmazeutischen Zeitung*, die Wirkstoffe Mandelonitril und Mandelonitril-Glykoside (Amygdalin, Laetrile, Vitamin B17) geführt, siehe auch die *Deutsche Ärztezeitung* vom 26.07.2001.

Kommentar:
Auch die Arzneimittelkommission (AMK) übernimmt die Ansicht der FDA aus den USA ohne weitere eigene Überprüfung.

Die Zeitschrift *Pharmarecht* vom November 2002 zählt neben anderen auch die genannten Wirkstoffe zu den bedenklichen Stoffen. Die gleiche Mitteilung erscheint im *Mitteilungsblatt der Apothekerkammer Niedersachsen* im Februar 2003. Auch hier wird wieder auf die Pharmazeutische Zeitung vom 07.09.1978 verwiesen.

Kommentar:
Auch die Apothekerkammer stützt sich ohne weitere Prüfung auf diese einzelne Meldung der FDA.

Da der Apotheker auf seiner Meinung beharrt, dass seine Rezepturarzneimittel völlig ungefährlich seien, wird zur Klärung des tatsächlichen Sachverhalts schließlich ein Gutachten in Auftrag gegeben. Der Gutachter sollte abschließend klären, ob die von der Apotheke hergestellten Rezepturarzneimittel bei bestimmungsgemäßem Gebrauch Nebenwirkungen bei der Einnahme hervorrufen und welche Nebenwirkungen dies gegebenenfalls seien. Des Weiteren war zu klären, ob eine ausreichende pharmazeutische Qualität bei der Herstellung und Lagerung der Wirkstoffe gewährleistet ist. Mit der Erstellung des Gutachtens wurde Prof. Dr. K. aus L. beauftragt.

Da es keine Restbestände des Arzneimittels mehr gab und die seinerzeit beschlagnahmten Bestände durch unsachgemäße Lagerung nicht mehr verwertbar waren, stellte der Apotheker neu synthetisiertes Amygdalin in Kapselform zur Verfügung.

Die von der Apotheke ebenfalls vertrieben Tropfen wurden nicht neu hergestellt. Es wurde vereinbart, dass abzuwarten bleibe, ob aus dem gefundenen Ergebnis gegebenenfalls Rückschlüsse auf die in der Vergangenheit ebenfalls verabreichten Tropfen gezogen werden können.

In der Urteilsbegründung heißt es:

„In seinem Gutachten vom 31. Januar 2007 kommt der Sachverständige zusammenfassend zu dem Ergebnis, dass es sich bei dem zur Verfügung gestellten Stoff um hochreines Amygdalin handele, von dem keine gesundheitliche Gefährdung ausgehe; dass die Substanz stabil sei, insbesondere keine Abspaltung von Zyanid-Gruppen festzustellen sei und eine Vergiftung durch die Bildung von Blausäure nahezu ausgeschlossen erscheine, wobei allerdings sichergestellt werden müsse, dass keine Amygdalin-spaltenden Enzymaktivitäten gleichzeitig im Magen-Darm-Trakt vorhanden seien."

Kommentar:

Es zeigt sich, dass die jahrzehntelange therapeutische Erfahrung mit Amygdalin als ungefährlichen Wirkstoff durch das Gutachten voll und ganz bestätigt wurde. Es bleibt zu fragen, wie sich eine offensichtliche Falschmeldung aus den USA über Jahrzehnte halten konnte, ohne dass eine unabhängige Überprüfung dieser Aussage erfolgte. Fatal ist jedoch, dass diese Falschmeldung sich sogar in ein die Öffentlichkeit betreffendes deutsches Regelwerk einschleichen konnte. Glücklicherweise konnte dieser Fehler durch ein unabhängiges deutsches Gericht wieder korrigiert werden, wenn auch erst in zweiter Instanz.

Seitens der beklagten Bezirksregierung Hannover wurde das *Bundesinstitut für Arzneimittel und Medizinprodukte* (BfArM) eingeschaltet. Das BfArM hält die vom Gutachter durchgeführten Untersuchungen für nicht ausreichend und bleibt bei seiner Auffassung. Die beklagte Bezirksregierung hat sich den Ausführungen des BfArM angeschlossen und hält sowohl Amygdalin-Kapseln als auch die Mandelonitril-Tropfen weiterhin für bedenklich.

Kommentar:
Der Gutachter kommt also zum Schluss, dass Amygdalin ungefährlich ist, wobei es wichtig ist, dass bei oraler Einnahme keine spaltenden Enzyme vorhanden sind. Die beklagte Bezirksregierung bleibt jedoch trotz des Gutachtens bei ihrer Meinung, Amygdalin sei bedenklich. Es fällt eben sehr schwer, jahrzehntelang für verbindlich und zuverlässig erachtete Ansichten zu revidieren.

Da Nebenwirkungen bei Arzneimitteln nie völlig ausgeschlossen werden können, ist es von besonderer Bedeutung, eine Nutzen- / Risikoabwägung vorzunehmen, um die sich stellende Frage nach eventuellen unvertretbaren Risiken beantworten zu können. Vertretbar sind Risiken dann, wenn ein überwiegender therapeutischer Nutzen gemäß der nachgewiesenen Wirksamkeit des Arzneimittels den Risiken gegenübersteht.

In der Urteilsbegründung heißt es weiter (kursive Hervorhebungen durch den Autor):

„Bedenklich ist ein Arzneimittel dann, wenn seine Anwendung objektiv geeignet ist, bei bestimmungsgemäßer Verwendung mehr schädliche Wirkungen zu erzeugen, als bei Abwägung aller Umstände nach den Regeln der ärztlichen Wissenschaft vertreten werden kann (…). *Je weniger wirksam ein Arzneimittel ist, desto eher führen auch nur geringe Risiken zu einer Bedenklichkeit. Hiervon ausgehend ist zunächst festzuhalten, dass die Wirksamkeit der umstrittenen Rezepturarzneimittel nicht belegt ist.* Der Beweisbeschluss des Senats bezog sich nicht auf Fragen der Wirksamkeit der Mittel. *Es reichen daher schon geringe Risiken für eine Untersagung aus. Aber auch für die Annahme dieser geringen Risiken muss ein begründeter Verdacht vorliegen. Bloße Vermutungen oder Besorgnisse rechtfertigen auch insoweit ein Einschreiten nicht.* Unter Berücksichtigung dieser Vorgaben ist die Beklagte von einem unzutreffenden Sachverhalt ausgegangen."

Kommentar:
Vereinfacht gesagt argumentiert das Oberverwaltungsgericht folgendermaßen:

Je geringer die Wirksamkeit eines Arzneimittels, desto eher reichen schon geringe Nebenwirkungen aus, um es als bedenklich einzustufen. Aber eine bloße Vermutung von Nebenwirkungen reicht eben für ein Verbot nicht aus. Die beklagte Bezirksregierung ging also von einem nicht zutreffenden Sachverhalt aus. Das heißt im Klartext, dass die ganze, seit 1978 über nunmehr 30 Jahre tradierte Ansicht, dass Vitamin B17 gefährlich sei, eine reine Vermutung ist, die sich nicht auf Tatsachen stützt.

Die Verlautbarungen der Arzneimittelkommission reichen jedenfalls nicht aus, um einen begründeten Verdacht zu hegen, die vom Apotheker hergestellten Arzneimittel seien zu den bedenklichen Wirkstoffen zu zählen, zumal keine eigenständigen Überprüfungen der Arzneimittelkommission durchgeführt worden. Die Begründung der Bedenklichkeit von Mandelonitril und Mandelonitril-Glycoside (Amygdalin, Laetrile, Vitamin B17) stützt sich lediglich auf die bereits mehrfach erwähnte Meldung der *Pharmazeutischen Zeitung* (Ausgabe Nr. 36) vom 7. September 1978.

111

In der Urteilsbegründung heißt es weiter (kursive Hervorhebungen durch den Autor):

„In der *Pharmazeutischen Zeitung* (vom 7.9.1978) wird aber
zum einen lediglich weiter verwiesen auf die „Warnung vor
Laetrilen" im *Deutschen Ärzteblatt* (vom 16.2.1978, S. 362). Im
Deutschen Ärzteblatt (vom 16.2.1978) ist wiederum nur die
Warnung der *Food and Drug Administration* (FDA) aus den
USA vor der Anwendung von Laetrilen abgedruckt. *Diese von
Ende 1977 stammende Warnung der FDA vor Laetrilen enthält
jedoch keine zureichenden Ansatzpunkte, um einen begründeten
Verdacht der Bedenklichkeit der vom Kläger vertriebenen Wirkstoffe zu belegen. Allein der Hinweis, Laetrile / Amygdalin / Vitamin B17 seien wertlos, sie hätten keinen „therapeutischen oder
ernährungsmäßigen Wert", führt noch nicht dazu, diese Mittel
auch als bedenklich im Sinne des AMG anzusehen. (…) Insgesamt sind daher die Ende 1977 veröffentlichten und von der AMK
(lediglich) übernommenen Erkenntnisse der FDA nicht geeignet,
die vom Kläger hergestellten Mittel als bedenklich anzusehen.
Soweit es in der Pharmazeutischen Zeitung (v. 7.9.1978) zum
anderen heißt, dass Laetrile offiziell als „wirkungslos, wenn nicht
schädlich" eingestuft würden, rechtfertigt diese pauschale Aussage
ebenfalls nicht den Verdacht der Bedenklichkeit."*

Kommentar:
Glücklicherweise hat das Oberverwaltungsgericht eine
deutliche Aussage gemacht: Das bloße Übernehmen von
Hinweisen und Meinungen von fremden Behörden
rechtfertigt kein Verbot. Vielmehr muss eine Überprüfung dieser Hinweise und Meinungen erfolgen, um zu
einer naturwissenschaftlich abgesicherten Entscheidung
kommen zu können.

Im Übrigen hat die AMK selbst auf die ihr fehlende gesetzliche Legitimation hingewiesen, um ein Arzneimittel als unbedenklich anzusehen, und dass eine pauschale Bewertung von Stoffen in den meisten Fällen nicht möglich ist, sondern die Bedenklichkeit jeweils im Einzelfall zu beurteilen ist. Die von den deutschen Stellen pauschal übernommenen Aussagen der FDA aus den USA rechtfertigen ohne eigene Überprüfung der Tatsachen kein Verbot amygdalinhaltiger Arzneimittel. Auch der Verdacht einer Wirkungslosigkeit rechtfertigt kein Verbot. Auf ärztliche Verschreibung dürfen die amygdalinhaltigen Arzneimittel also abgegeben werden.

In der Urteilsbegründung heißt es weiter (kursive Hervorhebungen durch den Autor):

„In seiner Stellungnahme vom 14. April 2003 nimmt das BfArM zunächst erneut auf seine Ausführungen vom 2. September 1987 und die Warnung der FDA von November 1977 Bezug. Darüber hinaus verweist es auf Veröffentlichungen aus den USA (z.B. von Lewis, Sadoff, Wilson), die sich kritisch zum Einsatz von Amygdalin äußern (vgl. oben). *Das BfArM setzt sich aber nicht mit den anderen o.a. Abhandlungen auseinander, die zu einem eher positiven Ergebnis kommen.*"

Kommentar:
Positive Untersuchungsergebnisse werden nicht berücksichtigt beziehungsweise von vornherein gar nicht zugelassen. Dies wird vom OVG zu Recht bemängelt.

Der vom Oberverwaltungsgericht beauftragte Gutachter stellte fest, dass die Übertragung der mehrfach angeführten, allgemeinen Aussagen zu Amygdalin auf die vom Apotheker hergestellten Rezepturarzneimittel unzutreffend sei. Der Gutachter hat die ihm zur Verfügung gestellten Amygdalin-Kapseln daraufhin untersucht, ob bei ihrer Einnahme gesundheitsschädigende

Verbindungen freigesetzt werden. Er hat mit einem Modell die aufeinander folgenden Verdauungsschritte des menschlichen Verdauungstraktes bezogen auf den Magen und den Darm simuliert. Das Modell enthält die im Magen- und Darmsaft enthaltenen Komponenten, und zwar nicht nur die Elektrolyte (Salze), sondern auch die charakteristischen Enzyme und Schleimsubstanzen. Der Gutachter kommt zu dem Ergebnis, dass das untersuchte reine Amygdalin auch im Verdauungstrakt stabil ist. Eine Abspaltung von Zyanid-Gruppen ist nicht festzustellen und somit ist eine Vergiftung durch das Entstehen von Blausäure nahezu ausgeschlossen. Es muss dabei aber sichergestellt werden, dass keine Amygdalin-spaltenden Enzyme gleichzeitig im Magen-Darm-Trakt vorhanden sind.

Das Gutachten stützt also die von den Anwendern seit Jahrzehnten gemachten Erfahrungen, dass reines Amygdalin völlig ungefährlich ist. Aufgrund dieses Urteils ist also in Deutschland der Bezug über die entsprechende Apotheke auf ärztliches Rezept völlig legal.

Dieses Urteil des OVG Hannover ist weltweit das erste Urteil, in welchem die Undenklichkeit von reinem Amygdalin festgestellt wird. Von besonderer Wichtigkeit ist die Feststellung, dass die Anforderungen an die Nebenwirkungsfreiheit besonders hoch sind, wenn kein (konventioneller) Nachweis der Wirksamkeit vorliegt. Das heißt, wenn keine (konventionelle) Wirkung da ist, dann darf auch keine Nebenwirkung da sein.

Ein von der konventionellen Medizin anerkannter Nachweis ist für die Vitamin B17-Anwender schwierig zu führen, da ein enormer Aufwand damit verbunden wäre. Berichte aus einzelnen Praxen und Fallberichte von geheilten Patienten sind kein von der konventionellen Medizin anerkannter ausreichender Wirksamkeitsnachweis.

Inzwischen wurde allerdings der Nachweis über die Wirksamkeit und Ungefährlichkeit von HCN in der Krebstherapie erbracht. Leider war das Echo der Medien, zumindest in Deutschland, sehr gering. Britische Medien berichteten im September 2000 über den Einsatz von HCN in der Tumortherapie.

Berichte aus britischen Medien

Ich zitiere aus der Internet-Ausgabe der Zeitung *The Independent* vom 07.09.2000:

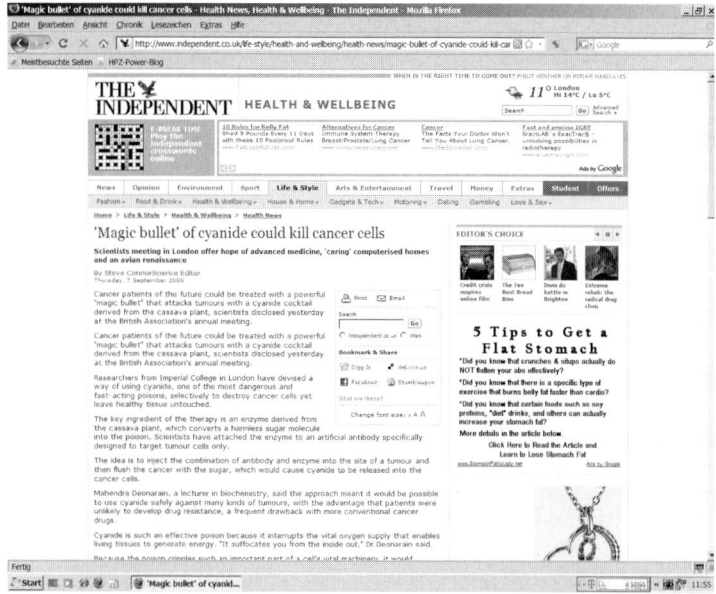

Wundermittel aus Zyanid könnte Krebszellen töten

(…) Krebspatienten könnten in Zukunft mit einem wirksamen „Wundermittel" behandelt werden, das den Tumor mit einem Zyanidcocktail angreift, der aus der Kassava-Pflanze gewonnen wird, gaben Wissenschaftler gestern beim Jahrestreffen der *British Association* bekannt. Forscher des *Imperial College* in London haben einen Weg gefunden, wie Zyanid, eines der gefährlichsten und am schnellsten wirksamen Gifte, selektiv zur

Zerstörung von Krebszellen eingesetzt werden kann und dabei gesundes Gewebe unberührt lässt.

Der Schlüsselwirkstoff der Therapie ist ein in der Kassava-Pflanze enthaltenes Enzym, das ein harmloses Zuckermolekül in Gift verwandelt. Die Wissenschaftler haben das Enzym an einen künstlichen Antikörper gebunden, der speziell entwickelt wurde, um allein auf Tumorzellen zu zielen. Dahinter steckt die Überlegung, die Kombination aus Antikörper und Enzym in den Tumor zu injizieren und ihn so mit dem Zucker zu durchfluten, der die Freisetzung des Zyanids in die Krebszellen ermöglichen würde.

Nach Auffassung des Biochemikers Dr. Mahendra Deonarain bedeutet dieser Denkansatz, dass es möglich sei, Zyanid sicher gegen viele Krebsarten zu gebrauchen, mit dem Vorteil, dass die Patienten wahrscheinlich keine Medikamentenresistenz entwickeln würden, ein häufiger Rückschlag bei konventionellen Krebsmedikamenten. (…) Dr. Deonarain führt weiter aus: „Wir sind der Meinung, dass der Vorteil darin liegt, dass wir Zellen spezifisch und gegen jede Art von Krebs anvisieren können, abhängig vom Antikörper, den wir benutzen. Wir sind der Überzeugung, dass wir keine Medikamentenresistenz gegen Zyanid erleben werden." Und weiter: „Aktuelle Krebsbehandlungen sind oft giftig, mit Nebenwirkungen, die ihren Einsatz limitieren. Zudem entwickelt der Krebs eine Resistenz dagegen. Unser Ansatz legt eine spezifischere, sicherere Behandlung der Krankheit nahe, welche einen von drei Menschen im Lauf ihres Lebens ereilt." (…) Obwohl Zyanid tödlich ist, wird es im menschlichen Körper schnell abgebaut. Dr. Deonarain fügte hinzu, dass diese Methode sicherstellt, dass das meiste Zyanid nahe am Ort des Tumors bleibt. Jedes Abwandern vom Krebs weg würde rasch von der Leber entgiftet.

Studien im Reagenzglas haben gezeigt, dass dieser Ansatz Tumorzellen zerstören kann und gesunde Zellen unbehelligt lässt. „Zum ersten Mal sind wir in der Lage, zu zeigen, dass wir

117

Krebszellen abtöten können, indem wir diesen Ansatz der Vorstufenaktivierung nutzen, wie wir es nennen", so Dr. Deoanarin.

Ähnlich berichtete die BBC in ihrem Internetauftritt vom 06.09.2000:

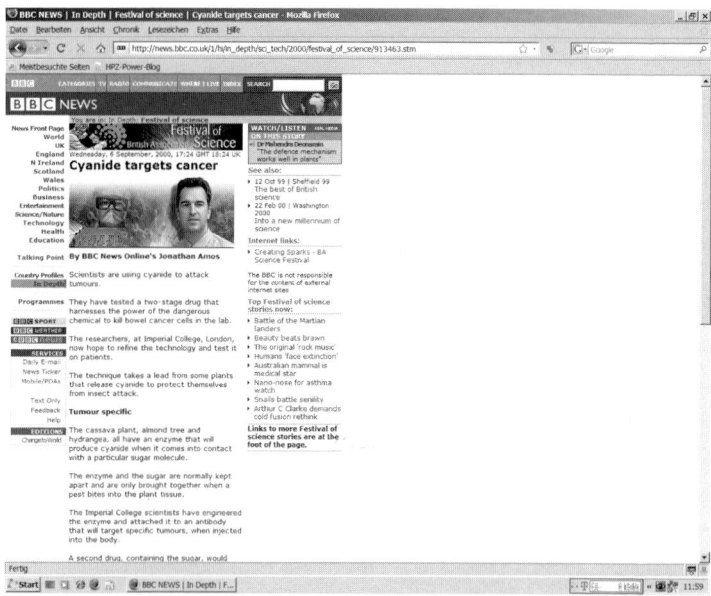

Zyanid nimmt Krebs ins Visier

(…) Wissenschaftler nutzen Zyanid um Tumoren anzugreifen Sie haben ein zweistufiges Medikament getestet, welches die Kraft der gefährlichen Chemikalie nutzt, um Darmkrebszellen im Labor abzutöten. Die Forscher des *Imperial College*, London, hoffen nun, die Technologie zu verfeinern und an Patienten zu testen. (…)

Die Kassava-Pflanze, Bittermandel und Hortensien verfügen alle über ein Enzym, das Zyanid freisetzt, wenn es in Kontakt mit einem bestimmten Zuckermolekül kommt. Normalerweise sind Enzym und Zucker voneinander getrennt und reagieren nur dann zusammen, wenn ein Schädling in das Pflanzengewebe beißt. Die Wissenschaftler des *Imperial College* haben das Enzym manipuliert und an einen Antikörper gebunden, der sich gegen spezifische Tumoren richtet und Krebszellen abtötet, wenn das Ganze in den Körper injiziert wird.

Ein zweites Medikament, das den besagten Zucker enthält, würde anschließend eingebracht. Durch die Reaktion mit dem Enzym wird Zyanid freigesetzt und die Krebszellen abgetötet. (…) Nach Auffassung von Dr. Mahendra Deonarain sei das System so spezifisch, dass nur der Zieltumor dem Zyanid ausgesetzt sein würde. (…) „Es wird genug sein, um die Krebszellen abzutöten, und wir werden in der Lage sein, es wieder und wieder einzusetzen, bis der Tumor verschwunden ist." Dr. Deonarain sagte, die Krebszellen seien nicht in der Lage, eine Resistenz gegen Zyanid zu entwickeln, so wie sie es bei einigen der geläufigen Tumortherapien können.

Die Ergebnisse dieser Arbeiten wurden im Mai 2002 unter dem Titel „Antibody-guided enzyme therapy of cancer producing cyanide results in necrosis of targeted cells" im *International Journal of Cancer* (Vol. 99, Issue 1:138-148) veröffentlicht.

Die Autoren stellen in ihrer Zusammenfassung fest (kursive Hervorhebungen durch P. Kern):

„Bis heute wurde über eine Anzahl von Ansätzen zur Krebsbehandlung mit enzymaktivierten Wirkstoffvorstufen mit unterschiedlichem Erfolg berichtet. *Wir beschreiben einen Fortschritt in der Entwicklung eines Systems, das auf dem Enzym β-Glucosidase in Kombination mit einer natürlicherweise vorkommenden Wirkstoffvorstufe, dem Zucker Linamarin, welcher das Zellgift Zyanid freisetzt, basiert.* (…) Dennoch wiesen wir eine vollständige Tumorzellabtötung bei Dosen der Wirkstoffvorstufe nach, welche für die Zellen auf die nicht gezielt wurde, völlig ungiftig sind. (…) Die enzymatische Katalyse des Substrats bildet Zyanid, ein in den Stoffwechsel eingreifendes Gift, welches Zellen erstickt und sie zu einem Nekrose-ähnlichen Zelltod führt. Dieses System wurde „Antibody-guided Enzyme Nitrile Therapy" (AGENT) genannt."

Für Kenner der Materie sind diese aktuellen Erkenntnisse nicht überraschend, bestätigen sie doch nur den Ansatz einer Krebsbehandlung mit Vitamin B17. Es bleibt abzuwarten, wie sich die Behandlung mit den künstlichen Antikörpern auswirken wird. Die Forscher bauen hier wahrscheinlich wieder eine Quelle möglicher Nebenwirkungen ein, die eigentlich unnötig ist, da im Bereich der Krebszellen ja natürlicherweise das Spaltenzym β-Glucuronidase vorhanden ist.

Die Injektion des Zuckermoleküls Linamarin ist nichts anderes als die Injektion eines zyanogenen Glykosids, das einem anderen zyanogenen Glykosid, nämlich dem Amygdalin – Vitamin B17 –, ähnlich ist und schon von Dr. Krebs erwähnt wurde. Wir erhalten auch auf diese Weise die Bestätigung für die Richtigkeit der Denk- und Therapieansätze mit Vitamin B17, die nun schon seit Jahrzehnten bekannt sind, aber nicht ernst genommen wurden.

Anhang

Zusammenfassung der Trophoblastenthese

In diesem Kapitel finden Sie nun meine Zusammenfassung des Artikels „Die Trophoblasten- oder Einheitlichkeitsthese des Krebses" (*The Unitarian Or Trophoblastic Thesis Of Cancer*, Mc Naughton Foundation, 1950).

Alle folgenden Ausführungen in diesem Kapitel stammen aus dem genannten Artikel von Dr. Krebs. Zusätzliche erklärende Ergänzungen von Peter Kern, die nicht Teil der Trophoblastenthese sind, sind grau hinterlegt.

Unter den Hunderten wissenschaftlicher Arbeiten über Krebs ist keine zu finden, welche diese These einer grundlegenden biologischen Einheitlichkeit widerlegt.

Diese Kriterien der Einheitlichkeit sind:

– Warburg zeigt bei verschiedenen Krebsarten und Ursprüngen eine Übereinstimmung bei der Zellatmung (Warburg, O.: *Stoffwechsel der Tumore*, Berlin: Springer 1926).

– Die beiden Cori stellen eine große Übereinstimmung des Milchsäure- und Zuckergehalts verschiedener Tumoren fest (Cori, C.F. und Cori, C.J.: *J. Biol.Chem.*, 64:11, 1925).

– Williams und Mitarbeiter berichten von einer hohen Übereinstimmung beim Gehalt von acht B-Vitaminen bei tierischen und menschlichen Tumoren (Williams, R.J.: *Symposium on Cancer*, Washington: Verlag F.R. Moulton, Am. Assoc. Advancement of Science 1945, S. 253).

– Robertson macht ähnliche Beobachtungen beim Vitamin-C-Gehalt (Robertson, W.V.: *J. Natl. Cancer Inst.* 4:321, 1943).

– Bei unterschiedlichsten Tumoren zeigt sich eine gleiche

Reaktion der Zellatmung nach Hinzufügen verschiedener Substrate.

- Shack beschreibt eine Übereinstimmung bei der Cyto-chromoxidase (Shack, J.: *J. Natl. Cancr Inst.* 3:389, 1943).

- Greenstein stellt eine Erniedrigung der Leberkatalase fest (Greenstein, J.P.: *Symposium on Cancer*, A.A.A.S. Research Conference on Cancer, Washington: Verlag F.R. Moulton, Am. Assoc. Advancement of Science, 1945, S. 192 und Greenstein, J.P., Jenrette, M.K. and White, J.: *J. Natl. Cancer Inst.* 2:283, 1941).

- Maver und Barrett beschreiben eine immunologische Über-einstimmung (Maver, M.E. and Barett, M.K.: *J. Natl. Cancer Inst.*: 4:65, 1943).

- Greenstein berichtet von hoher Übereinstimmung bei der Enzymkonzentration (Greenstein, J.P.: *Biochemistry of Cancer*, New York: Academic Press, 1947).

- Andere Autoren beschreiben einen einheitlich niedrigen Gehalt an Cytochrom, Bernsteinsäure und d-Aminosäure-oxidase, Cytochrom-C, Katalase und Riboflavin.

- Needham und Burgheim beschreiben einen erhöhten Was-ser- und Cholesteringehalt (Needham, J.: *Chemical Embryology*, Cambridge, 1931, S. 884, 1948; Burgheim, F. und Joel, W.: *Klein. Wochenschr.* 8:828, 1929; 10:397, 1931).

Ein einziger krebserregender Kohlenwasserstoff ruft verschiedene Tumoren hervor. Die Einheitlichkeit verschiedener Krebsarten gemäß der oben genannten Kriterien korreliert mit ihrer Fähigkeit zu metastasieren, transplantierbar zu sein und mit ihrer Autonomie, Invasivität und Erosivität. Es gibt keine grundlegende Eigenschaft, die für eine bestimmte Krebsart einzig wäre. Die Übereinstimmung in den beschriebenen Faktoren nimmt mit zunehmender Bösartigkeit zu, deshalb nähern sich Tumoren mit zunehmender Bösartigkeit einem gemeinsamen Gewebetyp an.

Die Stellung der Krebszelle im Lebenszyklus

Wenn man den Ursprung und die Eigenschaften des bösartigen
Zelltyps in Tumoren in Betracht zieht, gibt es zwei Möglichkeiten: Entweder gibt es für die Krebszelle eine Entsprechung im
normalen Lebenszyklus oder es gibt sie nicht – ist Letzteres der
Fall, muss sie spontan entstehen. Da Belege für eine spontane
Entstehung nicht haltbar sind, muss die Krebszelle eine Entsprechung im normalen Lebenszyklus haben. Krebszellen sind
primitive Zellen, daher ist diese Entsprechung auch bei den primitivsten Zellen zu suchen, deren primitivste wiederum die
Trophoblastenzelle ist.

Wenn die Trophoblastenthese zutrifft, dann müsste die bösartigste Krebsform eigentlich nahezu vollständig aus Trophoblastenzellen bestehen. Die bösartigsten Krebsformen sind die
Chorionepitheliome, welche sich aus Trophoblastenzellen
zusammensetzen, die nicht von normalen Schwangerschaftstrophoblastenzellen zu unterscheiden sind.

Wenn Krebs ein einheitliches Phänomen ist, dann hängt die
Bösartigkeit eines Tumors von der Konzentration der Trophoblastenzellen in der Geschwulst ab – je höher die Konzentration
in der Geschwulst, desto bösartiger der Krebs. Das höchst
aggressive primäre Gebärmutterchorionepitheliom besteht nur
noch aus Trophoblastenzellen.

Eigenschaften der Trophoblastenzelle

Wenn Krebs, als einheitliches Phänomen, die Eigenschaften des
Trophoblasten hat, dann müsste sich auch beim Mann der
Trophoblast als Chorionepitheliom zeigen. In der Tat sind die
bösartigsten Tumoren bei beiden Geschlechtern die Chorionepitheliome, deren Bösartigkeit durch die Messung des Gona-
dotropins bestimmt wird, welches Trophoblastenzellen ausschütten. Wenn die Trophoblastenzelle auch als die eigentliche
Krebszelle betrachtet werden kann, dann darf, außer im Falle

einer Schwangerschaft, weder bei der Frau noch beim Mann Gonadotropin gefunden werden. Wenn Gonadotropin doch nachgewiesen wird, dann nur bei bösartigem Geschehen. Der Grad der Bösartigkeit des Tumors hängt direkt mit der Höhe des vom Trophoblasten produzierten und mit dem Urin ausgeschiedenen Gonadotropin zusammen.

Ergänzung:
Es stellt sich natürlich die Frage, ob man nicht einfach einen handelsüblichen Schwangerschaftstest als Krebstest einsetzen könnte – leider ist die Konzentration des hCG im Urin bei den meisten Tumorerkrankungen für diesen Test nicht ausreichend. Nur zur Erinnerung: Dr. Acevedo benutzte zum Nachweis, dass jeder Tumor hCG produziert, ein teures Gerät zur Durchflusszytometrie.

Die Untersuchung der Trophoblastenzelle ergibt, dass ihre Eigenschaften mit den Eigenschaften von Krebs übereinstimmen:
– invasives und destruktives Wachstum,
– Autonomität,
– die Fähigkeit zu metastasieren.

Der Schwangerschaftstrophoblast muss sich auf diese aggressive Weise verhalten, um nicht vom mütterlichen Organismus abgestoßen zu werden. Dieses Verhalten findet jedoch normalerweise ein physiologisches Ende. Keine Zelle dringt schneller und vollständiger in ein anderes Gewebe ein als der Schwangerschaftstrophoblast bei seiner Einnistung in die Gebärmutterschleimhaut.

Wenn die Trophoblastenzelle also physiologischerweise „bösartig" ist, sollte dies dann besonders sichtbar werden, wenn die normalerweise vorhandenen Kontrollmechanismen nicht vorhanden sind. Maximov (Maximov, A.: *Carnegie Contrib. Embryol.* 16:47, 1924) beschreibt eine Gewebekultur eines Kaninchenembryos: „Im Reagenzglas beginnen die trophoblastischen Elemente, deren Aufgabe normalerweise das aggressive Eindringen in die Gebärmutterschleimhaut ist, sofort damit, das embryonale Gewebe zu attackieren. Sie lösen auf, resorbieren und zerstören alles um sie herum. (...) Dies zeigt eine verblüffende Ähnlichkeit mit dem Chorionepitheliom. Das embryonale Gewebe (...) wird schnell und völlig zerstört (...).“

Maximovs obige Beschreibung weist Parallelen zur Beobachtung von Greenstein (Greenstein, J.P.: *Biochemistry of Cancer*, New York: Academic Press, 1947, S. 151) auf: „Es ist in der Tat überraschend, dass ein Tumor sich auf diese Weise an einen Organismus anschließen kann (...) und auf Kosten des Wirts weiter wächst.“

Parasitäres Verhalten wird von Maximov und Greenstein beschrieben. Der Schwangerschaftstrophoblast zeigt dieses Verhalten physiologischerweise. Wenn Krebs ein einheitliches Phänomen ist, dann ist sein parasitäres Verhalten leicht zu verstehen. Würden dem Schwangerschaftstrophoblasten die natürlichen Kontrollmechanismen vorenthalten, die sein invasives und destruktives Verhalten im Zaum halten und ab dem 54. Tag der Schwangerschaft auch beenden, dann würde er sich wahrscheinlich so verhalten, wie es im oben beschriebenen Experiment der Fall war.

Ergänzung:
Bevor im Folgenden weitere Details der Übereinstimmung von Krebs- und Trophoblastenzellen erörtert werden, sei darauf hingewiesen, dass von Dr. Krebs nach Durchsicht von mehr als 17.000 Arbeiten zu diesem Thema kein Hinweis auf einen Unterschied zwischen Krebs- und Trophoblastenzelle gefunden werden konnte.

Die ursprüngliche Zelle und ihre Möglichkeiten zur Differenzierung

Wenn Krebs ein einheitliches Phänomen ist, dann lassen sich sein zellulärer Ursprung und seine zellulären Eigenschaften durch Ursprung und Eigenschaften des primären Gebärmutterchorionepithelioms beschreiben.

Der Schwangerschaftstrophoblast entsteht in Folge der Ausdifferenzierung einer diploid (mit doppeltem Chromosomensatz) totipotenten (noch nicht festgelegt in der Differenzierung) Zelle, als Antwort auf Stimuli, sich zu organisieren. Durch die Meiose (Reifeteilung) einer diploid totipotenten Zelle entsteht eine haploide Keimzelle (mit einfachem Chromosomensatz). Durch Zellteilung entsteht in der Folge dann der Schwangerschaftstrophoblast. Die einzige Zelle, aus welcher ein Trophoblast entstehen kann, ist die völlig undifferenzierte und zur Meiose fähige diploid totipotente Zelle. Der Stimulus zur Ausdifferenzierung kann natürlich von den verschiedensten Auslösern kommen.

Wir haben die Richtigkeit des Gesagten durch das bösartige Verhalten des Kaninchentrophoblasten gezeigt, als er im Experiment ohne natürliche Kontrollmechanismen in der Gewebekultur platziert wurde. Dieser Kaninchentrophoblast entstand während einer normalen Schwangerschaft wie alle Trophoblasten – das trifft auch auf den Trophoblasten des Gebärmutterchorionepithelioms zu.

An dieser Stelle ist es wichtig zu betonen, dass die Beschreibung des Entstehens der Trophoblastenzelle lediglich eine Wiederholung allgemein bekannter und anerkannter Fakten der Embryologie ist.

Es wurde experimentell nachgewiesen, dass die haploide Keimzelle sowohl bei männlichen als auch bei weiblichen Individuen auch auf ungeschlechtliche Weise zur Teilung und anschließenden Trophoblastenentstehung angeregt werden kann. Da sich Trophoblastenzellen des primären Hodenchorionepithelioms nicht von denen des primären Gebärmutterchorionepithelioms und vom Schwangerschaftstrophoblasten unterscheiden, ist es allgemeiner Konsens in der Pathologie, dass Chorionepitheliome durch eine ungeschlechtlich aktivierte Teilung einer diploid totipotenten Zelle entstehen. Gleicherweise ist anerkannt, dass auch extragenitale Chorionepitheliome aus Trophoblasten bestehen.

Index der Bösartigkeit

Wenn Krebs ein einheitliches Phänomen ist, bei welchem sich die verschiedenen Formen in unterschiedlicher Ausprägung den bösartigen Bestandteil des Chorionepithelioms teilen, dann folgt daraus,

1. dass die Bösartigkeit einer Geschwulst mit der Höhe der Konzentration der Trophoblastenzellen zunimmt und sich verringert, wenn die Anzahl der gesunden Körperzellen steigt;

2. dass Trophoblastenzellen die Fähigkeit zur morphologischen Tarnung besitzen oder sich im Gewebe, in welchem sie zuerst auftreten oder in welches sie metastasieren, verstecken können.

Chorionepitheliome der Hoden bieten eine gute Möglichkeit zur Verifizierung dieser Annahmen. Nach Untersuchung von mehr als 900 Hodenkrebsfällen im *Army Institute of Pathology* berichten Friedmann und Moore (Friedman, N.B. and Moore, R.A.: *Military Surgeon* 99:573, 1946) in folgendem Auszug: „Nahezu doppelt so viele Metastasen, die Strukturen des Chorionepithelioms aufwiesen, entstanden aus Primärtumoren, die keine dieser Strukturen enthielten, wie aus reinen Chorionepitheliomen oder aus Neoplasien mit einem Herd aus einem Chorionepitheliom. Während nur 0,4 % der primären Hodenkrebse

reine Chorionepitheliome waren und 6,4 % Herde aus chorion-
epitheliomalem Gewebe hatten, enthielten 27 % aller zum
Tode führenden Metastasen chorionepitheliomale Bestandteile."

Demnach kann der Trophoblast nicht nur, wenn er sich
offen am Primärgeschehen zeigt, metastasieren, um am Sekun-
därgeschehen morphologisch maskiert zu sein, auch der Pri-
märtrophoblast selbst kann durch das ihn umgebende Gewebe
morphologisch maskiert sein und nur dann offen zutage treten,
wenn Metastasen in Geweben auftreten, die in Relation zum
Gewebe des Primärgeschehens eine geringere Reaktionsfähigkeit besitzen, in welchen der Trophoblast nicht morphologisch
maskiert und daher als solcher frei zu erkennen ist. Die Maskie-
rung des Trophoblasten durch die Reaktionsfähigkeit der
umgebenden Gewebezellen ist ein Maßstab für die Widerstandsfähigkeit des Wirts: Der Grad, in welchem diese Gewebezellen geringeren Widerstand gegen den Trophoblasten leisten,
bestimmt die Bösartigkeit, mit welcher der Trophoblast auftritt. Das heißt: Je stärker das Auftreten von chorionepithelio-
malen Erscheinungsformen in Metastasen, desto höher der
Grad der Bösartigkeit.

Zellkompetenz und Krebs

Das Entstehen jeder neuen Zelle ist die Folge eines Zusammen-
treffens einer kompetenten Zelle und des Stimulus sich zu
organisieren. Alle neuen Zellen entstehen aus einer zellulären
Ausdifferenzierung, wobei ein neuer Zelltyp einen höheren
Grad an Spezialisierung und eine geringere Fähigkeit zur Wei-
terentwicklung aufweist. Eine ausdifferenzierte Zelle kann nie-
mals einen primitiveren Zelltyp hervorbringen. Die Krebszelle
ist weder eine degenerierte noch eine deformierte Zelle. Ihre
tödliche Eigenschaft liegt in der Tatsache begründet, dass sie
in ihrem Wesen eine normale Zelle ist, deren räumliche und

zeitliche Einordnung in den Gesamtorganismus jedoch nicht normal ist. Die Trophoblastenthese stellt fest:
– Die Krebszelle ist Teil des Lebenszyklus.
– Sie ist die primitivste Zelle im Lebenszyklus.

Obwohl die diploid-totipotenten Zellen, die der Ursprung des Trophoblasten sind, bekanntermaßen in den Keimdrüsen in großer Zahl vorhanden sind, stellt sich die Frage nach ihrem Vorhandensein außerhalb der Keimdrüsen. Die meisten modernen Pathologen erkennen die Existenz der sogenannten ektopen (an einer fremden Stelle befindlichen) Keimzellen an. Aus embryologischer Sicht sind diese Zellen nichts anderes als undifferenzierte Zellen, die noch nicht am Aufbau des Körpers beteiligt sind, und deren Potenz und Kompetenz aufgespart geblieben ist. Zellen mit verschiedenen Graden an Undifferenziertheit existieren im Körper als Reservoir für Gewebereparatur und Erneuerung. Jedoch nur die völlig undifferenzierten, diploid-totipotenten Zellen sind zur Meiose fähig. Selbstverständlich sind alle Zellen des Köpers diploid, jedoch sind nur die völlig undifferenzierten auch totipotent und somit zur Meiose in der Lage. Dass solche Zellen im Körper nicht nur existieren, sondern auch funktionieren, wird durch das Auftreten des primären extragenitalen Chorionepithelioms bei Männern nachgewiesen.

Die Krebsentstehung kann also als ein Phänomen einer am falschen Ort geschehenden Differenzierung als Antwort auf einen Stimulus zur Organisation betrachtet werden. Durch diese ektope Differenzierung mit der folgenden Entstehung des Trophoblasten entsteht unweigerlich Krebs. Die These der Einheitlichkeit ermöglicht es, die bösartige Komponente in allen Erscheinungsformen von Krebs zu erkennen, da alle bösartigen Zellen vom gleichen Zelltyp abstammen, aus welchem auch die Chorionepitheliome entstehen. Alle Krebsformen bringen den gleichen Zelltyp hervor – den Trophoblasten. Wenn diese Zelle sich am falschen Ort befindet, tut sie dort genau das Gleiche, was sie auch unter normalen Umständen tun würde: zerfressen, infiltrieren und metastasieren.

„Eines der wichtigsten Probleme in der Krebsforschung", führt Greenstein aus, „hängt mit der Frage zusammen, warum Primärtumoren metastasieren." Wenn Krebs eine trophoblastische Erscheinung ist, ist das Problem gelöst: Der normale Schwangerschafts-Trophoblast ist die einzige Zelle im Lebenszyklus, die physiologischerweise in den ersten Monaten der Schwangerschaft im mütterlichen Wirt metastasiert.

Die Stimuli zur bösartigen Differenzierung sind die Sexualhormone (Steroide), welche die Meiose von diploid-totipotenten Zellen unter normalen Umständen auslösen. Wenn man im Blick behält, dass diese Steroide eine relativ spezifische Art der Organisation auslösen, dann ist es auffallend, dass praktisch alle Karzinogene auch Steroide sind oder deren physiologische Eigenschaften besitzen. Obwohl die Krebsentstehung durch sehr viele Stoffe ausgelöst werden kann, müssen letztlich zwei Dinge vorhanden sein:
– kompetente Zellen und
– Stimuli zur Organisation.

Die kompetente Zelle ist immer eine völlig undifferenzierte Zelle und der Stimulus zur Organisation scheint letztendlich eine steroide Komponente zu umfassen.

Agenzien (wirkende Substanzen), die eine chronische Entzündung auslösen, können ebenfalls indirekt karzinogen sein, weil chronische Entzündungsherde eine deutliche Fähigkeit haben, Sexualhormone ebenso wie andere Substanzen anzuziehen und zu konzentrieren. Bestimmte Chemikalien können sich ebenso indirekt als karzinogen erweisen, indem sie die körpereigenen Entsorgungsmechanismen für Steroide behindern. Dass unter bestimmten und sehr begrenzten Umständen auch Viren zur Krebsentstehung beitragen können, ist bekannt.

Östrogene

Da die Meiose von diploid-totipotenten Zellen unter normalen Umständen bei beiden Geschlechtern durch die Tätigkeit der steroiden Sexualhormone zustande kommt, die das Bedürfnis zur Organisation anregen, wäre ein Überblick über die hervorragende Literatur zu den karzinogenen Eigenschaften von Östrogen in Verbindung mit der These der Einheitlichkeit sehr hilfreich. Der zur Verfügung stehende Raum gestattet dies nicht, sodass es an dieser Stelle ausreichend sein muss, zu sagen, dass normale Östrogene unter normalen Umständen eine ausschlaggebende, grundsätzliche Bedeutung bei der Krebsentstehung haben.

Viren und Mutation im Körper

Da die Viren und ihre mögliche karzinogene Wirkung weiter oben bereits beschrieben wurden, ist die nächste und wichtigste Theorie die Hypothese einer Mutation im Körper. Diese Hypothese erklärt nichts und soll tatsächlich nichts weiter sein als ein Zirkelschluss:

– Krebs ist schuld an einer Veränderung.
– Eine Veränderung ist eine Mutation.
– Diese Veränderung geschieht im Körper.
– Deshalb ist Krebs auf eine Mutation im Körper zurückzuführen.

Sogar wenn man unkritisch die Hypothese der Mutation im Körper oder die Virustheorie akzeptiert, wäre es trotzdem nötig, ihre Lösung in der Trophoblastenthese zu suchen, da es sonst nötig wäre, eine unglaublich große Menge an krebserregenden Viren oder eine ebenso hohe Anzahl von unbekannten Mutationen als Grund für die Entstehung der Krebszelle anzuführen. Aber nicht einmal dies würde genügen, da eine

Hypothese weder das heftig bösartige Verhalten des normalen Trophoblasten im Experiment begründen kann, noch die Tatsache, dass diese Zelle noch nie in einem Organismus gefunden wurde, es sei denn, der Organismus ist an Krebs erkrankt.

Meiose

Wir konnten sehen, dass die Verteilung der diploid-totipotenten Zelle außerhalb der Fortpflanzungsorgane eine allgemein bekannte Tatsache ist. Wir haben den Ursprung aller morphologischen Erscheinungsformen von Krebs der Meiose einer oder mehrerer solcher diploid-totipotenten Zellen zugeschrieben, mit der folgenden Entstehung von Trophoblasten.

Unter normalen Umständen ist die einzige Möglichkeit der Trophoblasten-Entstehung die Meiose einer diploid-totipotenten Zelle und die darauf folgende Teilung, welche den Trophoblasten entstehen lässt. Deshalb stellt sich die Frage: Ist die gleiche, diploid-totipotente, außerhalb der Fortpflanzungsorgane befindliche Zelle in der Lage, eine Meiose durchzumachen und so die Trophoblasten-Produktion eintreten zu lassen?

Bereits 1879 beobachtete Arnold Meiose in bösartigem Gewebe (Arnold, J.: „Beobachtungen über Kernteilungen in den Zellen der Geschwülste", in: *Virchovs Arch: (Pathol. Anat.)* 78:279, 1879). Ungefähr zwanzig Jahre später berichteten Farmer, Moore und Walker über die Meiose an den Außenbereichen bösartiger Tumoren (Farmer, J.B., Moore, J.E., Walker, C.E.: *Lancet* 2:1830, 1903; *Brit.M.J.* 2:1664, 1903). 1929 beschrieben Evans und Swezy in entzündetem Körpergewebe Veränderungen, die „überraschend ähnlich denen der meiotischen Mitose" waren (Evans, H.M. und Swezy, O.: *Memoirs of Univ. Calif.* 9:1-65, 1929). 1936 beobachtete Hearne meiotische Veränderungen in Gewebekulturen, die Methylcholanthrene enthielten (Hearne, E.M.: Nature, 138:291, 1936) und

133

Mölendorff machte 1939 ähnliche Beobachtungen mit dem Östrogen Estron (Mölendorff, W.v..: *Klin. Wochenschr.* 2138:291, 1936).

Diploid-totipotente Zellen sind im gesamten Körper verteilt. Meiose geschieht im Körper. Freie Trophoblastenzellen kommen im Körper vor – allerdings unausweichlich als bösartige Erscheinungen. Sie können nur durch die Teilung von Zellen entstehen, die durch Meiose einer diploid-totipotenten Zelle entstanden sind. Freie Trophoblastenzellen wurden noch nie im Körper gefunden – ausgenommen im Fall einer Schwangerschaft –, außer in Form von Krebs.

Tatsächlich ist die Schwierigkeit nicht mehr länger der Nachweis des Ursprungs der bösartigen Zelle, wie oben beschrieben, sondern eher die Suche danach, wie die Meiose der ektopischen, diploid-totipotenten Zellen ohne Ausnahme verhindert werden könnte, um wiederum ihre Differenzierung zum Trophoblasten zu verhindern.

These der Einheitlichkeit versus nichteinheitliche Thesen

Die Masse der experimentell abgesicherten Fakten, welche die moderne Onkologie liefert, ist hervorragend. Für eine explizit ausformulierte These ist es unmöglich zu bestehen, wenn sie nicht mit diesen Fakten übereinstimmt oder ihnen widerspricht. Allein die These der Einheitlichkeit bietet diese Übereinstimmung und in diesem Zusammenhang es ist besonders interessant, das „Kriterium der Wahrheit" des britischen Philosophen Herbert Spencer zu betrachten: Wahr ist eine Aussage dann, wenn ihr Gegenteil unmöglich ist.

Das Gegenteil zur These der Einheitlichkeit ist, dass jede Erscheinungsform von Krebs ein biologisch unterschiedliches Phänomen ist, jedes mit einem eigenen bösartigen Bestandteil, der sich von allen anderen unterscheidet. Das wiederum würde bedeuten, dass es buchstäblich Hunderte von grundsätzlich unterschiedlichen Arten von Krebszellen geben müsste, wovon jede im normalen Lebenszyklus nicht vorgesehen ist und deshalb auch spontan entstehen müsste. Es würde nicht nur notwendig, die Existenz von Hunderten grundsätzlich verschiedener Arten von Krebszellen zu postulieren, sondern man bräuchte auch eine beinahe unendliche Zahl von Unterarten jedes Typs von Krebszellen, um die unterschiedlichen Grade der auftretenden Bösartigkeit einer bösartigen Erkrankung im Lauf ihrer Entwicklung zu erklären.

Wenn ein einziges chemisches Karzinogen praktisch jede bösartige Erscheinungsform hervorrufen kann, dann müsste man daraus schließen, dass durch ähnliche Auslöser Effekte hervorgerufen werden, die sich unähnlich sind. So würde das offene Auftreten der Trophoblastenzellen des Chorionepithelioms beim Mann die unbiologische Schlussfolgerung nötig machen, dass Zellen die sich ähnlich sind, von Zellen abstammen, denen sie nicht ähnlich sind. Die folgerichtige Ablehnung jeder nichteinheitlichen Hypothese wird außerdem durch die experimentell festgestellte Gleichartigkeit von Krebszellen in mehr als zwanzig Faktoren deutlich. Im Gegensatz zu anderen Meinungen vertritt die These der Einheitlichkeit die Meinung, dass:

– der bösartige Anteil in allen Erscheinungsformen von Krebs derselbe ist,

– dieser Anteil nicht spontan entsteht, sondern die primitivste Zelle im Lebenszyklus ist,

– diese Zelle nicht durch Rückentwicklung, sondern durch Differenzierung entsteht,

– die verschiedenen morphologischen Erscheinungsformen einfach durch die Beschaffenheit und die Widerstandsfähigkeit des Gewebes bedingt sind, in welchem der Krebs auftritt,

– die Bösartigkeit durch den Grad der vom Trophoblasten verursachten Veränderung des Körpergewebes bestimmt wird.

Die Begriffe „These der Einheitlichkeit" und „Trophoblasten-these" sind logischerweise synonym: Die bösartigste Krebs-form, das Chorionepitheliom, enthält Zellen, die wesenhaft gleich mit dem Schwangerschafts-Trophoblasten sind. Wenn Krebs ein Phänomen der Einheitlichkeit ist, dann muss der bös-artige Anteil der verschiedenen Krebstypen ein trophoblasti-scher sein.

Weder durch experimentelle Nachweise noch durch wissen-schaftliche Argumente zeigt sich eine Alternative zum tropho-blastischen Ursprung von Krebs. Seit mehr als einem halben Jahrhundert haben viele Autoren freie Trophoblasten (Chorio-nepitheliom) beschrieben, die von einem Primärtumor aus metastasieren und dann sekundär als Adenokarzinom oder als andere Erscheinungsform auftreten. Außerdem wurde der frei auftretende Trophoblast im Chorionepitheliom oft beschrie-ben als durch unmerkliche Schritte in ein Adenokarzinom oder Sarkom übergehend. In ihrer vergleichenden Monographie über das Chorionepitheliom schrieben Park und Lees 1950 (Park W. W. und Lees, J. C..: *Arch. Path.* 49: 73-104, 1950-cf. S. 75, 81): „Es gibt keinen Zweifel, dass in vielen Fällen des Hoden-chorionepithelioms, natürlich auch bei einigen unserer Sektio-nen, der charakteristische Trophoblast unmerklich mit Berei-chen undifferenzierten Gewebes verschmilzt, dessen Ursprung nie in Frage gestellt würde."

Der Trophoblast und das Pankreas (Bauchspeicheldrüse)

John Beard, Professor für Embryologie an der Universität Edinburgh, veröffentlichte als Erster die Trophoblastenthese des Krebses im Juni 1902. Im Februar 1905 berichtete er über Pankreasenzyme als Antagonisten der Trophoblastenzelle und einige Jahre später führte er aus, dass die Krebs- oder Trophoblastenzelle sich selbst vor den Pankreasenzymen durch die Produktion spezieller Substanzen, die das Trypsin neutralisieren, schützt (Beard, J.: *Lancet* 1:1758, 1902; *Lancet* 1:281, 1905). Das Auftreten von Trypsininhibitoren in Krebsseren wurde während der letzten 40 Jahre von mindestens 15 Forschern beschrieben.

1947 führten Krebs, Krebs und Gurchot zum ersten Mal aus, dass Chymotrypsin ein Antagonist zur Krebs- oder Trophoblastenzelle ist (Krebs, E.T., Krebs, E.T. Jr. und Gurchot, C.: *M.Rec.* 160:479, 1947). 1948 bestätigten Clark, Cliffton und Newton die spezielle, trypsinantagonistische Abwehr der Krebszelle (Clark, D.G., Cliffton, E.E. und Newton, B.L.: *Proc. Soc. Exper. Biol. and Med.* 69: 276, 1948). 1949 berichteten, nach einer Studie an mehr als 3000 Seren von Krebspatienten, West und Hilliard über die spezifische Abwehr der bösartigen Zelle für Chymotrypsin (West, P.M. und Hilliard, J.: *Ann. West. Med. and Surg.* 3: 227, 1949). Sie zeigten, dass 15 Gramm kristallines Chymotrypsin in einer einzigen Dosis nötig wären, um den durchschnittlichen Überschuss an Chymotrypsininhibitoren im Serum von Patienten mit Krebs im fortgeschrittenen Stadium zu neutralisieren.

Es muss erwähnt werden, dass West und Hilliard, wie auch andere, eine quantitative Beziehung zwischen der Konzentration an Krebszellen und dem Titer an spezifischem Chymotrypsininhibitor beschrieben haben. Es konnte beobachtet werden, dass dieser Titer niedriger wurde, nachdem der bösartige Tumor durch eine Operation entfernt wurde und dass er bei einer Wiedererkrankung linear anstieg (West, P.M.: *Cancer Research* 10: 248, 1950).

Diese Tatsache ist nicht nur ein Nachweis des Antagonismus von Krebszellen und Pankreasenzymen, sondern auch dafür, dass Krebsseren trypsinantagonistische Eigenschaften haben. Überdies weist es auch den einheitlichen, trophoblastischen Ursprung von Krebs nach.

Weil die bösartige Zelle nicht spontan entsteht, sondern ihr normales Gegenüber in den einfachsten Zellen des Lebenszyklus hat, zerstört jeder Organismus während der Zeit der Schwangerschaft dieses zelluläre Gegenüber des Krebses. Diese Zerstörung wird durch die Pankreasenzyme zuwege gebracht, insbesondere Chymotrypsin und Amylase.

Wenn der mütterliche Organismus hierin völlig versagt, entsteht aus dem Schwangerschaftstrophoblasten ein Chorionepitheliom. Aus einem teilweisen Versagen entstehen Gestosen (sogenannte Schwangerschaftsvergiftungen) und Blasenmolen. Sie gehen mit einer abnormal hohen Ausschüttung von Choriongonadotropin einher. Das Risiko eines nach einer Blasenmole folgenden Chorionepithelioms ist 2.000 bis 4.000 Mal höher als nach einer normalen Schwangerschaft.

Der Grund, warum primäre Gebärmutterchorionepitheliome innerhalb weniger Wochen entstehen und die Patientin töten können, ist der, dass dieser bösartigste Tumor einfach eine Hyperplasie (Vergrößerung) der normalen Trophoblastenzellen darstellt, die von ihren äußeren Hemmnissen befreit sind – genau so, wie in der in-vitro-Kultur der Kaninchen-Trophoblast von seiner mütterlichen Umgebung befreit eine heftig bösartige Erscheinung hervorbringt.

Es ist allgemein bekannt,

1. dass ein Schwangerschaftsdiabetes mit einer deutlich erhöhten Inzidenz an einer Gestose zu erkranken einhergeht,

2. dass die Heftigkeit dieser Gestosen sich in direktem Zusammenhang mit der Hyperplasie des zellulären Trophoblasten

ändert, wie es sich auch in der abnormal erhöhten Ausschüttung des Choriongonadotropin widerspiegelt,

3. dass dieses Phänomen eine nicht das Insulin betreffende Unterfunktion das Pankreas umfasst,

4. dass die Neigung an einer Gestose zu erkranken, bereits fünf Jahre vor der klinischen Manifestation der Diabetes festgestellt wird,

5. dass die Gabe von steroiden Sexualhormonen bei solchen Gestosen häufig den Zustand verbessert und

6. dass diese Verbesserung sich in der Verringerung der Ausscheidung des Choriongonadotropins im Urin widerspiegelt.

Da solche Sexualhormone wie Östrogen die Proliferation des zellulären Trophoblasten sowohl im Normalfall als auch im Fall einer Gestose unterdrücken, wie es sich in der Verringerung der Ausscheidung des Choriongonadotropins im Urin widerspiegelt, ist es bemerkenswert, dass Kullander 1948 feststellte, dass die Gabe von Stilbestrol® bei primären Gebärmutterchorionepitheliomen eine Verbesserung der Klinik erbrachte, die parallel zur Verringerung der Choriongonadotropinauscheidung im Urin verlief (Kullander, S.: *Lancet* 1:944, 1948). Wenn Kullander seine Patienten auch nicht heilen konnte, so ging es ihnen doch besser, solange Stilbestrol® die Ausschüttung des Choriongonadotropins regulierte.

Es ist eine allgemeine Beobachtung, dass die Gabe von Östrogen oder Testosteron während einer Schwangerschaft oft die Produktion von Choriongonadotropin so weit unterdrückt, dass die Aschheim-Zondek-Reaktion (veraltetes Verfahren zur Feststellung einer Schwangerschaft) oder auch dessen Friedman-Modifikation (ein ähnliches Verfahren) negativ ausfällt.

Oberling und Woglom schreiben: „(...) Wir [finden] auch in der bösartigsten Erscheinungsform von Krebs, dass die

Trophoblastenzelle die gleiche Empfindlichkeit den kontrollierenden Einflüssen der Sexualsteroide gegenüber aufweist, wie sie auch beim normalen Schwangerschaftstrophoblasten gefunden wird." (Oberling, C., übers. von W.H. Woglom: *The Riddle of Cancer*, New Haven: Yale Univ. Press, 1944)

Wenn Krebs trophoblastischen Ursprung ist, dann könnte es sein, dass die steroiden Geschlechtshormone nicht nur das Wachstum des normalen Schwangerschaftstrophoblasten und des Chorionepithelioms unterdrücken können, sondern alle anderen Erscheinungsformen von Krebs ebenso. Dass dies möglich ist, wird durch die Tatsache gezeigt, dass diese Hormone das Wachstum von Brustkrebs, Prostatakrebs und deren Skelettmetastasen hemmen.

Plazenta, Prostata und Brustdrüsen sind in bemerkenswerter Weise fähig, Steroide zu beherbergen; deshalb wird der Trophoblast in jedem dieser Bereiche die gleiche Antwort auf die Injektion steroider Sexualhormone zeigen. Im Fall von Prostata- und Brustkrebs ist der Gebrauch dieser Hormone sinnvoll, weil dies einen Gewebeschwund in der Geschwulst zur Folge hat. Dass dieser lindernde Effekt von der Fähigkeit der gesunden Anteile des Tumors abhängt, Steroide zu binden, zeigt sich in der Tatsache, dass Skelettmetastasen eines Prostatakrebses ebenso wie die eines Brustkrebses jeweils spezifisch auf Östrogen und Testosteron reagieren. Jedoch verliert sich diese Zugänglichkeit mit vermehrter Bösartigkeit, weil die gesunden Anteile in den Skelettmetastasen verloren gehen. Dass solch ein Verlust nicht direkt mit der steigenden Bösartigkeit, sondern indirekt mit dem Verlust von gesunden Zellen zusammenhängt, die spezifisch für die Bindung der Steroide verantwortlich sind, wird durch die Tatsache gezeigt, dass in der Plazenta das Wachstum des wesentlich bösartigeren Chorionepithelioms kontrolliert wird, solange die gesunden bindefähigen Elemente vorhanden sind.

Wir finden also das Prinzip der Einheitlichkeit des Krebses

in der Hormontherapie von Krebs eingeschlossen, ebenso in allen anderen gebräuchlichen Krebstherapien.

Weil eine exokrine (nach außen absondernde) Pankreasinsuffizienz mit dem Überhandnehmen des Schwangerschaftstrophoblasten in Zusammenhang gebracht wird, stellen sich zwei Fragen:

1. Welcher Art ist der mangelnde Faktor des Pankreas?
2. Ist das Defizit dieses Faktors mit dem Überhandnehmen aller Trophoblasten verbunden?

Vor ungefähr einem halben Jahrhundert entdeckte John Beard den Zusammenhang zwischen der beginnenden Funktion des fetalen Pankreas und der plötzlichen Degeneration des Trophoblasten (Beard, J.: *Anat. Anz.* 8: 22, 1892; Nature 47: 79, 1892). Breit angelegte, vergleichende Studien bestätigten die These, dass im Laufe einer normalen Schwangerschaft die Pankreasenzyme für die Überwachung und die endgültige Zerstörung des Schwangerschaftstrophoblasten verantwortlich sind. Beards Studien wurden so sorgfältig durchgeführt, dass er bereits vor einem halben Jahrhundert feststellen konnte, dass am 56. Tag der normalen menschlichen Schwangerschaft der zelluläre Trophoblast einer plötzlichen Degeneration unterworfen ist.

Ungefähr 30 Jahre nach dieser Arbeit wurde das von den Trophoblastenzellen produzierte Choriongonadotropin entdeckt und die quantitative Bestimmung von Choriongonadotropin zeigt eine genaue Übereinstimmung mit dem von John Beard ein halbes Jahrhundert zuvor vorhergesagten Verlaufs der Ausschüttung. Wenn die Ausscheidung des Choriongonadotropins im Urin zwischen dem 56. und dem 70. Tag der Schwangerschaft auf dem gleich hohen Niveau verharrt, weist dies unweigerlich auf ein Chorionepitheliom hin.

Betrachtet man die antagonistische Wirkung der Pankreasenzyme zur Trophoblastenzelle, wird klar, warum sowohl die

Schwangerschaft als auch Krebs mit hohen Titern von Trypsin- und Chymotrypsininhibitoren einhergehen.

Es stellt sich die Frage: Wenn Pankreasenzyme Antagonisten zur Krebszelle sind, weshalb gibt es dann Pankreaskrebs? Die Pankreasenzyme kommen im Pankreas in Form inaktiver Vorstufen vor. Diese werden so lange nicht in ihre aktive Form umgewandelt, bis sie durch die Kinasen (Enzyme) im Blut oder Dünndarm aktiviert werden. Wenn man dies im Blick hat, kann man sich fragen, warum der Dünndarm nicht praktisch immun gegen Krebs ist. Woglom (Raab, W.: *Klein. Wochenschr.* 14: 1633, 1935) antwortet auf diese Frage in seinem Kommentar in der Zusammenfassung einer Arbeit von Raab: „Einer der eindrucksvollsten Befunde in der Pathologie der bösartigen Erkrankungen ist das beinahe völlige Fehlen von Krebs im Duodenum (Zwölffingerdarm, erster Abschnitt des Dünndarms) und die zunehmende Häufigkeit im Gastrointestinaltrakt in direkter Abhängigkeit zur Entfernung von diesem krebsfreien Abschnitt."

Es ist erwähnenswert, dass der Dünndarm nicht nur praktisch immun gegen Primärtumoren ist, sondern auch gegen Metastasen, wie William Boyd ausführt (Boyd, W.: *Textbook of Pathology*, Philadelphia: Lea & Febiger, 1943, S. 488): „Das Duodenum wird nie befallen, der Tumor stoppt kurz davor am Pylorus. Die Ausbreitung in benachbarte Organe erfolgt gewöhnlich in die Leber oder das Pankreas."

Die Häufigkeit bösartiger Erkrankungen steigt nach Passage der Ileocaecalklappe (Barriere zwischen Dünndarm und Dickdarm) stark an. Die Pankreasenzyme kommen normalerweise nur in ihrer aktiven Form im Blut vor, welches einen für ihre Funktion optimalen pH-Wert aufweist, sodass die klinische Bestimmung der Serumamylase und des Trypsins Standardvorgehensweisen sind, insbesondere bei Pankreaserkrankungen.

142

Das Pankreas und die Krebsentstehung

Die Tatsache, dass eine Schwangerschaft bei Vorhandensein einer normalen Konzentration von Pankreasenzymen stattfinden kann, zeigt, dass der Trophoblast eine Zeit lang unter diesen Bedingungen existieren kann. Es muss daran erinnert werden, dass dieser Trophoblast:

1. während 56 Tagen der Schwangerschaft unter Kontrolle gehalten wird und kurz danach durch die beginnende Funktion des fetalen Pankreas dann fast völlig zerstört wird.

2. sich erst nach einer Zeit von 4 Tagen einnistet, in welcher der Trophoblast anatomisch gesehen außerhalb des Wirts wächst.

Der Trophoblast besitzt seine eigenen, gegen die Pankreasproteasen wirksamen Enzyme. Wie wir sehen konnten, ist die Krebsentstehung mit genau den gleichen grundlegenden Mechanismen verbunden wie die Entstehung des Trophoblasten unter kontrollierten Umständen.

Der Trophoblast oder die Krebszelle ist unabhängig vom Stoffwechsel des Wirts und lebt immer anaerob. Die Trophoblastenthese erklärt die seit Langem bekannte Eigenschaft des anaeroben Zellstoffwechsels des Trophoblasten wie auch der Krebszelle: Ein obligat anaerobes System ist eine Notwendigkeit für eine einfache parasitäre Zelle wie die Trophoblasten- oder Krebszelle.

Wenn Krebs bei einem Labortier hervorgerufen wird, metastasiert die erkrankte Struktur nicht, wird jedoch sehr groß und besteht fast völlig aus normalen Körperzellen. Hierin besteht die wissenschaftliche Einschränkung in der Auswertung und Interpretation von künstlich ausgelösten oder transplantierten tierischen Tumoren bei der wissenschaftlichen Untersuchung. Diese Tumoren sind beinahe gutartig im biologischen Sinn. Weil der Schwangerschaftstrophoblast in der Regel in der frühen Phase der Schwangerschaft metastasiert, müssen wir letztendlich Metastasen bei jedem voll entwickelten Tumor erwarten. Während eine geringgradig bösartige Geschwulst letztlich durch ausreichende karzinogene Stimuli bei normaler Pankreasfunktion hervorgerufen werden kann, geht eine hochgradig bösartige Erscheinung immer wenigstens mit einer relativen exokrinen Pankreasinsuffizienz einher, einschließlich der entsprechend hohen Serumtiter von Trypsin- und Chymotrypsininhibitoren.

Krebs ist ein zusammengesetztes Gewebe

Krebs ist ein Gewebe, das sich aus Trophoblastenzellen und normalem Körpergewebe zusammensetzt. Die Bösartigkeit der Entartung verändert sich in direkter Abhängigkeit von der Trophoblastenkonzentration. In seiner einfachsten Form umfasst ein bösartiger Tumor normale Körperzellen und bösartige Anteile. Aus diesem Grund ist die größte Geschwulst gewöhnlich eher eine geringgradig bösartige Erscheinung und eine kleine Geschwulst kann eine sehr bösartige Form sein. Weil der Trophoblast normalerweise metastasiert, tendieren die Tumoren mit der größten Bösartigkeit und der geringsten Größe dazu, am meisten zu metastasieren. Deshalb ist das Zu- oder Abnehmen der Bösartigkeit eines vorhandenen Tumors nicht das Ergebnis einer fortgesetzten spontanen Entstehung, sondern hauptsächlich der Ausdruck des Zu- oder Abnehmens der Konzentration eines konstant bösartigen Faktors. So, wie die negativen Wirkungen dieser Komponenten die Bösartigkeit der Erkrankung bestimmen, so bestimmen umgekehrt die positiven Komponenten deren Gutartigkeit.

Leukämie

Bei den Leukämien befindet sich der konstant bösartige Bestandteil (Trophoblast) in den lymphzellbildenden oder in den blutzellbildenden Geweben. Die Reaktion dieser Gewebe auf den bösartigen Bestandteil erfolgt in Form einer vermehrten Proliferation normaler weißer Blutzellen in verschiedenen Stadien der Reifung. Das ist die Entsprechung zur Geschwulstbildung bei einem festsitzenden Tumor.

Hormone des Trophoblasten

Der routinemäßige Gebrauch des Trophoblastenhormons, Choriongonadotropin, als ein Mittel zur Diagnose und zur Verlaufsbeobachtung bei verschiedenen Formen von Krebs, ist natürlich eine klinische Selbstverständlichkeit. Die Ausscheidung dieses Hormons verändert sich in direktem Zusammenhang mit der Bösartigkeit des Tumors, welche sich wiederum direkt mit der Konzentration der Trophoblastenzellen verändert.

1944 berichtete Roffo, dass bei allen 1.000 untersuchten Krebspatienten das gleiche Gonadotropin gefunden wurde und nichts im Blut oder Urin der Kontrollgruppe – natürlich mit Ausnahme von Schwangerschaften (Roffo, A.: *Bol. Inst. De med. exper. Para el estud. V. trat. d. cáncer* 21: 419, 1944). 1946 berichteten Krebs und Gurchot, dass das Gonadotropin aus den Bestimmungen von Roffo vom Trophoblasten stammt (Krebs, E.T., Jr. und Gruchot, C.: *Science* 104: 302, 1946). 1947 veröffentlichten Beard, Halperin und Liebert eine Bestätigung der vorrangigen Arbeiten (Beard, H., Halperin, B. und Liebert, S.: *Science* 105: 475, 1947). Diesen Studien vorausgehend erschienen zahlreiche Berichte über Choriongonadotropin in Krebsseren und Urin in der Literatur, jedoch ohne den Kontext einer sie zusammenfassenden Theorie. Zondek berichtete über das Hormon im Urin von 82 Prozent der Frauen mit Krebs der

145

Fortpflanzungsorgane und 36 Prozent der weiblichen Patienten, die an extragenitalen Tumoren litten (Zondek, B.: *Hormone des Ovariums und des Hypophysenvorderlappens*, Wien: Springer, 1935, S. 44, 210, 248).

Allein im Kontext der Trophoblastenthese war genügend theoretische Begründung gegeben, um bei weniger bösartigen Erscheinungsformen von Krebs den Urin zu konzentrieren und selektiv zu gewinnen, um die gleichen Hormone (Choriongonadotropin und Steroide) nachzuweisen, wie sie auch bei sehr bösartigen Erscheinungsformen mit einfachen Techniken zu finden sind.

Zusätzlich zu den mehr als 20 Übereinstimmungen bekannter Faktoren bei Krebs finden wir nun eine hormonelle Übereinstimmung bei den von Trophoblastenzellen produzierten Hormonen. Wie alle anderen Übereinstimmungen wird die der Trophoblastenhormone mit der Bösartigkeit der Geschwulst zunehmend sichtbarer, sodass freie Chorionepitheliome bis zu eine Million I.E. (Internationale Einheiten) an Choriongonadotropin pro 24 Stunden ausschütten, während die viel weniger bösartigen Erscheinungsformen ohne freie Trophoblastenzellen nur 50 oder weniger I.E. der Trophoblastenhormone ausschütten.

Diagnostische Auswirkungen

Es gibt nur zwei grundlegende Arten von Krebstests:
1. der indirekte Test durch den Nachweis einer vom Körper produzierten Substanz als Folge der Anwesenheit von Krebszellen sowie
2. der direkte Test durch den Nachweis einer von den Krebszellen selbst produzierten Substanz.

Es gibt offensichtlich keine Reaktion des Körpers, die so spezifisch die Anwesenheit von Krebs oder Trophoblastenzellen anzeigt, dass diese Reaktion nicht auch fälschlicherweise durch andere Stimuli hervorgerufen werden könnte.

Die Grenzen der indirekten Tests haben sich in der Praxis deutlich gezeigt. Die einzig zuverlässigen und allgemein akzeptierten Serum- oder Urintests auf Krebs sind die direkten Tests, wie der Aschheim-Zondek-Test und dessen zahlreichen Modifikationen, die vom Nachweis einer krebseigenen Substanz abhängen: den Hormonen der Trophoblastenzelle. Die effiziente klinische Einführung der Trophoblastenthese hängt von der Entwicklung eines einfachen, zuverlässigen und sehr genauen mengenmäßigen Tests für spezifische Produkte der Trophoblastenzelle ab.

Seit Choriongonadotropin im Urin als sicherer Krebsnachweis entdeckt wurde, haben wir festgestellt, dass die technische Entwicklung eines mengenmäßig genauen Tests für Choriongonadotropin für die weniger bösartigen Krebsarten schwierig ist. Wenn wir bedenken, dass ein Chorionepitheliom beim Mann mehr als eine Million I.E. von Choriongonadotropin ergibt, während ein metastasierender Hodenkrebs mit einer viel geringeren Bösartigkeit weniger als 50 I.E. im gleichen Urinvolumen ergeben kann, dann wird die physikalische Schwierigkeit im Fall der Tumoren mit geringerer Bösartigkeit offensichtlich. Verschiedene Krebstests, die auf dem Nachweis von Trophoblastenhormonen basieren, sind mittlerweile im Versuch, mit dem Ziel, einen ausreichend praktikablen quantitativen Test für den allgemeinen Gebrauch zu erreichen.

Klinische Auswirkungen

Besonders wichtig für ein fundiertes Verstehen der klinischen Auswirkungen der Trophoblastenthese ist es, die Tausende von Krebsfällen zu betrachten, bei denen der Wirt zu widerstehen in der Lage ist und über Jahre mit den Krebszellen leben kann.

– Was sind die Faktoren, die zu einem solchen Widerstand beitragen?

– Was bringt den Trophoblasten in der schwangeren Diabetikerin, trotz normaler Insulingabe, dazu auszuufern?

– Warum steigen die spezifischen Inhibitoren der Pankreasenzyme Chymotrypsin und Trypsin mit zunehmender Bösartigkeit der Geschwulst an und fallen infolge deren Besserung?

– Warum ist der Zwölffingerdarm praktisch immun nicht nur gegen Primärtumoren, sondern auch gegen eine direkte Infiltration und gegen Metastasen?

– Warum stoppt das Wachstum des invasiven, erosiven und metastasierenden Trophoblasten bei einer normalen Schwangerschaft, und warum beginnt seine Degeneration gleichzeitig mit der beginnenden Funktion der fetalen Bauchspeicheldrüse?

– Warum verringert sich die Ausscheidung des Choriongonadotropins im Urin gleichzeitig mit der Degeneration des Trophoblasten?

– Warum bleibt seine Größe unverändert, nachdem mehr als 99 Prozent des Trophoblasten aus der Plazenta entfernt wurden, obwohl seine invasiven und erosiven Eigenschaften vollständig verloren gegangen sind?

– Warum sind Schwangerschaftstrophoblastenzellen oft histologisch nicht von den normalen Zellen in der Gebärmutterschleimhaut einer Schwangeren zu unterscheiden?

– Warum ruft die Umsiedlung des normalen Schwangerschaftstrophoblasten in eine Gewebskultur eine höchst bösartige Erscheinung dieses Trophoblasten allen nicht trophoblastischen Zellen gegenüber hervor?

Jeder Versuch einer klinischen Anwendung der Trophoblastenthese sollte im Licht der bereits gegebenen Antworten auf diese Fragen erfolgen.

Radioaktive Strahlung

Wären bösartige Zellen tatsächlich selektiv empfänglich für Bestrahlung, dann wären die bösartigsten Krebsarten auch die Zugänglichsten für diese Therapieform, da diese dann die höchste Konzentration an strahlungsempflindlichen Zellen aufweisen würden. Chorionepitheliome und bösartige Melanome stellen zwei der bösartigsten Krebsarten dar. Trotzdem sind sie strahlungsresistent. Glioblastoma multiforme und Sarkome des Nervensystems sind weitere Beispiele höchst bösartiger Krebsarten, die ebenfalls strahlungsresistent sind.

Verallgemeinert kann man sagen, dass die bösartige Komponente eines Tumors *etwas* weniger strahlungsresistent als die ihn umgebenden Bindegewebszellen, aber deutlich strahlungsresistenter als das Parenchym (organspezifisches Gewebe). Deshalb ruft eine Bestrahlung oft eine zunehmende Fibrosierung (Vermehrung des Bindegewebes) des Tumors hervor, was ein großartiges Zeichen wäre, würde dies auf Kosten der strahlungsresistenten Zellen des Trophoblasten erreicht. Stattdessen geschieht dies aber auf Kosten des körpereigenen Parenchyms. Die sogenannte Strahlungsempfindlichkeit eines Tumors wird primär von der Strahlungsempfindlichkeit derjenigen Körperzellen bestimmt, in denen sich die bösartige Komponente des Tumors gerade befindet – und nicht vom ektopischen Trophoblasten.

Radioaktive Elemente

Das in der Therapie des Schilddrüsenkrebses am meisten gebräuchliche radioaktive Element ist Iodid. Rhoads beschreibt die Grenzen dieser Therapie wie folgt: „Die bösartigeren und zerstörerischen Formen tendieren dazu, immer weniger (der radioaktiven Jods) aufzunehmen je mehr die Invasivität zunimmt." (Rhoads, C.P.: „Medical Uses of Atomic Energy in U.S. and U.N." (Report Series 5), in: *The Int. Control of Atomic Energy*, Dept. State Publication, S. 2261, 1946)

Mit der Zunahme an Bösartigkeit einer Erscheinung geht notwendigerweise die Zunahme der Konzentration der bösartigen Trophoblastenzellen einher und infolgedessen eine Abnahme der körpereigenen Schilddrüsenzellen, welche die einzigen Zellen sind, die durch das selektive Aufnehmen des radioaktiven Iodids betroffen sind. Die Abnahme der Geschwulst als Ergebnis der Aufnahme radioaktiven Iodids ist der Ausdruck eines Verlusts an funktionsfähigen Gewebszellen. Diese Tatsache wird weiter durch die erfolgreiche Behandlung des hyperthyreoiditischen Kropfs mit dieser Technik gezeigt.

Operationen

Je geringer die Konzentration der Trophoblastenzellen in einer bösartigen Geschwulst ist, desto besser ist diese Geschwulst einer erfolgreichen Operation zugänglich. Aus diesem Grund sind hochgradig bösartige Geschwülste wie das Chorionepitheliom allgemein inoperabel.

Pankreasenzymtherapie

Der palliative Gebrauch kristalliner Pankreasenzyme bei fortgeschrittenen Krebsen beim Menschen beruht vollständig auf der Stichhaltigkeit der These der Gleichartigkeit oder Trophoblastenthese des Krebses.

Fazit

Auch die von Dr. Krebs und Mitarbeitern durchgeführten eigenen Studien scheinen die Trophoblastenthese zu bestätigen. Die in unabhängigen Untersuchungen belegten einheitlichen Charakteristika, welche mit zunehmender Bösartigkeit des Tumors immer ähnlicher werden, lassen keine andere Schlussfolgerung als die der einheitlichen Natur des Krebses zu. Diese Gleichförmigkeiten der bösartigen Erkrankungen bestehen:

– in der Konzentration von acht wasserlöslichen Vitaminen,
– im Vitamin-C-Gehalt,
– im Wasser-Gehalt,
– im Protein Cytochrom-C,
– in den Auswirkungen auf die Leber-Katalase des Wirts,
– in Warburgs Kriterien der Glykolyse,
– in den Milchsäure-Strukturen,
– im Zucker-Gehalt,
– in der respiratorischen Antwort auf zugeführte Stoffe,
– in der gemeinsamen Möglichkeit der Induktion,
– in anti-chymotryptischen Faktoren,
– in ihren autonomen, invasiven und erosiven Eigenschaften,
– in ihren Fähigkeiten, zu metastasieren,
– in ihrem Ansprechen auf ganzheitliche therapeutische Maßnahmen (oder Behandlungsmethoden),
– in der allgemein krebsverhindernden Wirkung einer reduzierten Kalorienzufuhr auf die Inzidenz von Brustkrebs und Leukämie bei Versuchstieren,
– in der Möglichkeit, die verschiedensten Arten von Tumoren von einer Spezies zur anderen zu transplantieren,
– in dem Verlust von spezialisierter Funktion mit Fortschreiten der Bösartigkeit (bei allen Tumoren außer dem Chorionepitheliom),
– in der Abweichung von der Gewebebeschaffenheit des Ursprungsorts (außer in dem ursprünglich im Uterus lokalisierten Chorionepitheliom),
– in zahlreichen Enzymen.

All diese Gemeinsamkeiten lassen nur die Schlussfolgerung zu, dass die verschiedenen Krebsarten einen einheitlichen Ursprung haben. Wenn wir dann die bösartigste aller Krebsarten, das Chorionepitheliom, untersuchen und feststellen, dass es aus Trophoblastenzellen besteht, die zytologisch, endokrinologisch und auch ansonsten nicht von den Zellen eines normalen Schwangerschaftstrophoblasten zu unterscheiden sind, wird man zwingend zu folgendem Schluss kommen:

Sollte Krebs ein einheitliches Phänomen sein, so müsste man alle seine Eigenschaften exemplarisch in den Trophoblastenzellen finden. Diese Zellen zeigen unter normalen Umständen während der Schwangerschaft, genauso wie in vitro, jede bekannte Eigenschaft bösartiger Zellen – auch wenn diese Eigenschaft normalerweise während der Schwangerschaft für die Einnistung des Embryos benötigt wird.

Die These der Einheitlichkeit aller Krebsformen ist kein Dogma, das von seinen Befürwortern starr aufrecht erhalten wird; sie ist lediglich die einzige Erklärung, die eine völlige Übereinstimmung mit allen bekannten Tatsachen des Krebses aufweist. Während die Trophoblastenthese scheinbar keine Alternative zulässt, rechtfertigt sie andererseits die rückhaltloseste Überprüfung.

– Entweder ist Krebs ein einheitliches Phänomen oder er ist es nicht und deswegen entweder von trophoblastischer Natur oder nicht.

– Die voll entwickelte Krebszelle ist entweder die primitivste Zelle des Lebenszyklus oder nicht.

– Entweder ist Krebs das Resultat einer räumlich und zeitlich anormalen Ausdifferenzierung einer Zelle oder er ist es nicht.

– Entweder hat Krebs sein normales zelluläres Pendant im Lebenszyklus und ist deshalb das Resultat zellulärer Ausdifferenzierung, oder er hat kein zelluläres Ebenbild innerhalb des Lebenszyklus, dann entsteht er nicht durch die Ausdifferenzierung von Zellen, sondern entsteht folglich spontan.

– Die diploid-totipotente Zelle im Körper kann sich entweder der Meiose unterziehen und in der Folge Trophoblastenzellen produzieren oder nicht.

– Das Auftreten freier Trophoblastenzellen im Körper ist entweder das Ergebnis der Meiose einer diploid-totipotenten Zelle oder nicht – und dann folglich das Ergebnis einer spontanen Entstehung.

– Entweder produziert der Trophoblast oder die Krebszelle spezifische Inhibitoren der Pankreasenzyme Chymotrypsin und Trypsin oder sie tun es nicht.

– Ein bösartiger Tumor ist entweder ein zusammengesetztes Gewebe oder nicht.

– Die Bösartigkeit eines Tumors wird entweder durch die Konzentration der Trophoblasten bestimmt oder nicht – und hängt dann, um der zunehmenden bösartigen Entwicklung des Tumors Rechnung zu tragen, folglich von einer sukzessiven, spontanen Entstehung einer Reihe spezifischer Zellen ab.

Die Trophoblastenthese beinhaltet die Bejahung all dieser Aussagen. Sie beinhaltet auch, dass jede Alternative hierzu zu einer „Reductio ad absurdum" (Widerspruchsbeweis) führt. Die Trophoblastenthese weiß um den Bedarf einer systematisch definierten, allgemeinen Basis der Theorie, auf der sich alle Krebsforscher zumindest treffen können, wenn einander auch nicht zustimmen. Sie hält es für angemessen, dass der haltbareren These von zwei einander deutlich widersprechenden Hypothesen die größere Zustimmung gegeben werden sollte, wenn es um die Bestimmung der Richtung zukünftiger Forschung geht. Sie sagt aus, dass durch intensives Erforschen des besonderen Stoffwechsels der Trophoblastenzelle, mit dem Ziel einer selektiven Lyse der Trophoblastenzelle oder der Unterbrechung ihres Stoffwechsels, in Reinkultur und in vivo, das Krebsproblem eine praktikable Lösung finden könnte. Sie sagt aus, dass das Krebsproblem keine Amnestie einer unbeschränkten Empirie und Negierung der grundlegendsten Lehrsätze logischer Prozesse benötigt.

153

Vor allem anderen drängt die Trophoblastenthese darauf, dass die alternativen, nicht trophoblastischen Thesen, welche gegenwärtig die überwältigend dominanten Hypothesen sind, auf das Genaueste untersucht werden, insbesondere im Licht dessen, was auch immer an experimentellem Nachweis zu deren Unterstützung existieren mag. Tatsächlich würde die Überprüfung jeder Alternative zur Trophoblastenthese – im Kontext experimenteller Fakten und wissenschaftlicher Logik – durch diejenigen, die die Trophoblastenthese oder These der Gleichartigkeit für unhaltbar halten, sehr aufschlussreich sein. Denn bei Krebs, wie überall, sprechen die Fakten nicht für sich selbst, sondern es muss für sie gesprochen werden.

Stichwortverzeichnis

Weiterführende Literatur

John Beard (1857-1924):

Trypsin and Amylopsin in Cancer. From the Medical Record, June 23, 1906, p. 1020; siehe: www.navi.net/~rsc/beard066.htm

A Graphic depiction of the importance of Amylase in Cancer-immuno-enzyme therapy; siehe: www.navi.net/~rsc/sialo.htm

The Utility of Enzymes in Malaria. A paper by Beard's friend and associate Dr. F.W. Lambelle. From the Medical Record, November 22, 1913, pp 928-931; siehe: www.navi.net/~rsc/lamballa.htm

Ernst T. Krebs, Jr. (1912-1996):

Letter in Correspondence in the Journal of the American Medical Association, 1946, Volume 131(18):1527; siehe: www.navi.net/~rsc/krebs46a.htm

Cancer or Cancers? Letter to the Editor, California Medicine, 65(5), November, 1946, pp. 261-62; www.navi.net/~rsc/krebs46b.htm

Trophoblast Elements in Cancer, Letter to Editor of Science, Vol. 104, No.2700, 1946, p.302; siehe: www.navi.net/~rsc/krebs46c.txt

The Pregnancy Toxemias – The Role of The Trophoblast and The Pancreas, co-authored with Dr. Clifford Bartlett, From the Medical Record (Vol. 162, No.10, October, 1949); siehe: www.navi.net/~rsc/krebs49b.htm

The Unitarian or Trophoblastic Thesis of Cancer, From the Medical Record, 163(7):149-174, July, 1950. Ernst T. Krebs, Jr., Ernst T. Krebs, Sr., and Howard Beard; siehe: www.navi.net/~rsc/ unitari1.htm

The Nitrilosides in Plants and Animals; siehe: www.navi.net/~rsc/nitrilo1.htm

The Nitrilosides (Vitamin B-17). A translation of a paper originally delivered in German by Krebs before the International Medical Society for Blood and Tumor Disease, Nov. 7, 1970, in Baden-Baden, Germany; siehe: www.navi.net/~rsc/krebs3.htm

Therapeutically Effective Amygdalin; siehe: http://www.navi.net/~rsc/isomyg.htm

Dr. Charles Gurchot:

Suggested Mechanisms of Action of Vitamin B-17; siehe: www.navi.net/~rsc/gurchot.htm

Graphic: A representation of the chemistry of nitrilosides in cancer. Image updated 28 Jan 97; siehe: www.navi.net/~rsc/laetrl3.gif

Weitere:

Contreras, Ernesto sen.: *The Contreras Clinic Cookbook*, Devin-Adair Pub. 1979

de Spain, June: *The Little Cyanide Cookbook*, Amer Media 2000

Griffin, Edward G.: *Private Papers Pertaining To Laetrile*

Griffin, Edward G.: *Eine Welt ohne Krebs*, Rottenburg: Kopp-Verlag 2005

Hill, Rick: *Too Young To Die*, Rick Hill Publications 1979

Issels, Josef: *Grundsätzliches zur internen Behandlung der Krebskrankheiten*; Vortrag: Kongress der Deutschen Gesellschaft für Onkologie in Baden-Baden, 1984

Issels, J. und Windstosser, K.: „Ganzheitliche interne Krebstherapie", in: *Erfahrungsheilkunde*, 11 / 12, 1968

Kittler, Glenn D.: *Control for Cancer: Laetrile*, Warner 1973

Markle, Gerald und James C. Peterson (Hrsg.): *The Laetrile Phenomenon*, American Assoc. for the Advancement of Science 1980

Nieper, Hans: *Revolution in Medizin und Gesundheit*; Oldenburg: MIT-Verlag 1985

Richardson, John A.: *Laetrile Case Histories*, American Media 2005

Über den Autor

Peter Kern ist Heilpraktiker in Riedlingen an der Donau. Er hat sich u.a. auf die Behandlung von Schmermetallbelastungen und natürliche Krebsbekämpfung spezialisiert. Der vorliegende Ratgeber ist sein 2. Buch. Peter Kern ist außerdem als Referent für Fachfortbildungen tätig und hält Vorträge in Deutschland und den USA.

So erreichen Sie den Autor:

Peter Kern
Praxis für Naturheilverfahren
Schwabenstraße 20
88499 Riedlingen
Deutschland

Telefon: + 49 (0) 73 71 / 92 39 28
Telefax: + 49 (0) 73 71 / 92 74 50
E-Mail: post@vitamin-b-17.info
            praxis@heilpraktiker-peter-kern.de
Internet: www.vitamin-b-17.info
            www.heilpraktiker-peter-kern.de

F. Batmanghelidj:
Die Wasserkur
bei Übergewicht, Depression und Krebs
Das Aufklärungsbuch

Leseprobe unter: www.vakverlag.de

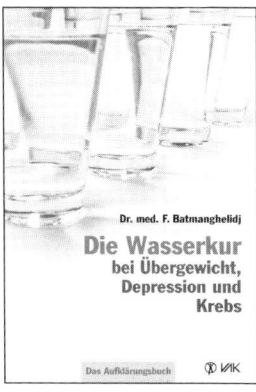

Was haben Übergewicht, Depression und Krebs mit Wassermangel zu tun? Wenn wir zu wenig Wasser trinken, führt das schrittweise zu einer Änderung der Fettzusammensetzung im Körper. Dieser Prozess kann Auslöser für die Entwicklung vieler Gesundheitsprobleme sein …
Zur Normalisierung dieser krankhaften physiologischen Prozesse plädiert Dr. Batmanghelidj für die Wasserkur. Sie hat bereits vielen ernsthaft Erkranten geholfen. Engagiert tritt der Autor für ein Umdenken in der Medizin ein.

208 Seiten, Paperback (13 x 20,5 cm)
ISBN 978-3-935767-59-0

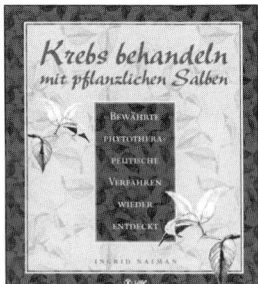

Ingrid Naiman:
Krebs behandeln mit pflanzlichen Salben
Bewährte phytotherapeutische Verfahren wieder entdeckt

Leseprobe unter: www.vakverlag.de

Dieses Buch stellt fast vergessene, phytotherapeutische Alternativen zur konventionellen Krebsbehandlung vor: Salben und Pasten aus Heilpflanzen und -kräutern. Die Autorin hat zahlreiche Heilrezepte mit natürlichen Inhaltsstoffen von der Antike bis ins 20. Jahrhundert gesammelt und stellt die Rezepturen und ihre Anwendung ausführlich dar. So werden der alternativen Heilkunde neue Behandlungsmöglichkeiten erschlossen. Dieses Buch macht Ärzten und Therapeuten die Rezepturen erstmals in deutscher Sprache zugänglich.

277 Seiten, 19 Abb. und 28 Farbfotos, Flexocover (21,5 x 23,5 cm), ISBN 978-3-935767-10-1

Werner Winkler:
Die kleine Gesundheitsinventur
So finden Sie, was Ihnen hilft:
Schlüssellösungen für 300 Probleme

Leseprobe unter: www.vakverlag.de

Dieser originelle Ratgeber im Jackentaschenformat enthält eine umfangreiche Checkliste mit 300 Beschwerden und 52 Lösungsmöglichkeiten. Der Clou: Mehreren Beschwerden liegt oft dieselbe Ursache zugrunde. Egal, ob es um Nährstoffmangel oder die Veränderung von Lebensgewohnheiten geht – Leser, die sich schnell und unkompliziert selbst helfen möchten, finden hier prasixerprobte Schlüssellösungen, die sich leicht in den Alltag integrieren lassen.

108 Seiten, 2 Fotos, Paperback (10 x 15,5 cm)
ISBN 978-3-935767-89-7

Abonnieren Sie unseren Newsletter (gratis) unter: www.vakverlag.de

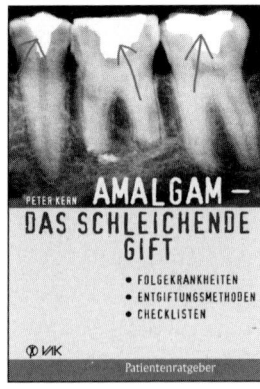

Peter Kern:
Amalgam – das schleichende Gift
Folgekrankheiten, Entgiftungsmethoden, Checklisten
Leseprobe unter: www.vakverlag.de

Wissen wir nicht schon alles über Amalgam? NEIN! Das Dauerthema wird hier unter ganz neuen Aspekten behandelt. Der erfolgreiche Heilpraktiker und Autor listet nicht nur die Quellen für Schwermetalle und deren Wirkung im Körper auf. Er beschreibt und bewertet die verschiedenen Wege der Entgiftung und liefert eine umfangreiche und fundierte Darstellung sinnvoller Behandlungen der vielen möglichen Folgeerkrankungen. Die Betroffenen bekommen damit auch für das „Danach" einen kompetenten Ratgeber an die Hand. Mit Checkliste für Betroffene.

168 Seiten, 15 Abbildungen, Paperback (13 x 20,5 cm)
ISBN 978-3-86731-006-2

Josef Pies, Uwe Reinelt:
Kolloidales Silber
Das große Gesundheitsbuch für Mensch, Tier und Pflanze
Leseprobe unter: www.vakverlag.de

Dieser hochaktuelle Gesundheitsratgeber gibt einen umfassenden Überblick über die Herstellung und Anwendung von kolloidalem Silber. Anschließend werden mehr als 200 Krankheitsbilder und Anwendungsgebiete sowie Angaben zu Dosierung und Behandlung ausführlich dargestellt.
Das Besondere: Exklusiv enthalten sind Informationen zum Einsatz bei Tieren und Pflanzen sowie in der Haushaltshygiene. Das erweiterte Anwendungsspektrum von kolloidalem Silber wird in diesem praktischen Nachschlagewerk erstmals beschrieben.

208 Seiten, 6 Fotos, Hardcover (16 x 22,5 cm)
ISBN 978-3-935767-85-9

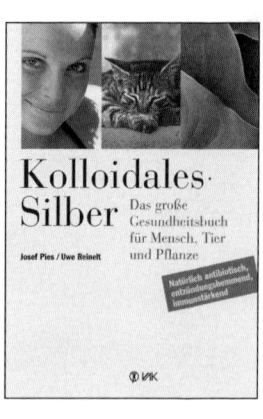

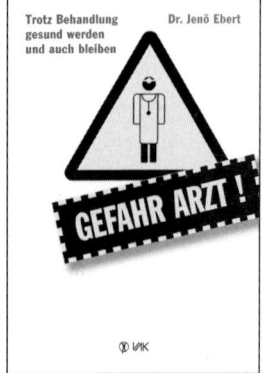

Jenö Ebert:
Gefahr Arzt!
Trotz Behandlung gesund werden und auch bleiben
Leseprobe unter: www.vakverlag.de

Die Medizin steckt in der Sackgasse! Die moderne schulmedizinische Behandlung macht die Menschen nicht gesünder, sondern kränker.
Der versierte Autor, selbst Facharzt und in eigener Praxis tätig, weiß ganz genau, wovon er spricht – denn er wird täglich damit konfrontiert: Unerhörte Fakten und Fallbeispiele aus 35 Jahren ärztlicher Praxis zeigen, warum ein Umdenken in der Medizin längst überfällig und wie eine verantwortungsvolle ganzheitliche Heilkunde möglich ist. Ein mutiges Statement und engagierter Patientenratgeber!

272 Seiten, 30 Fotos, vierfarbig, Hardcover (16 x 22,5 cm)
ISBN 978-3-935767-72-9

Bestellen Sie unsere kostenlosen Kataloge unter: www.vakverlag.de